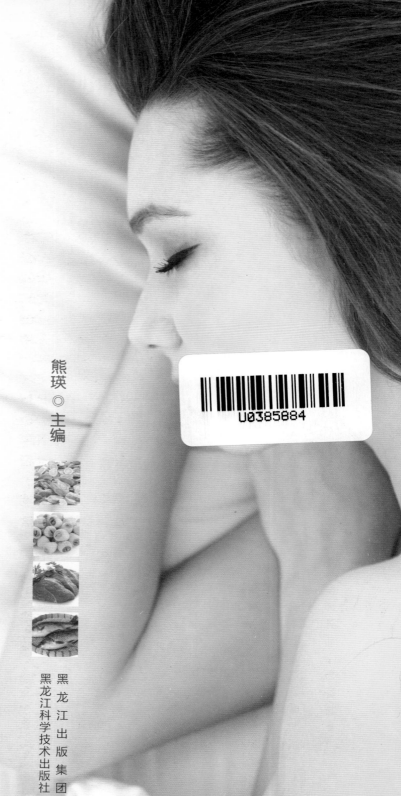

女人学会控制好你的『脾气』

养好脾，人不老

熊瑛 ◎ 主编

黑 龙 江 出 版 集 团
黑龙江科学技术出版社

U0385884

图书在版编目（CIP）数据

女人学会控制好你的"脾气"：养好脾，人不老 /
熊瑛主编. -- 哈尔滨：黑龙江科学技术出版社，2016.11
ISBN 978-7-5388-8963-5

Ⅰ.①女… Ⅱ.①熊… Ⅲ.①女性－健脾－基本知识
Ⅳ.①R256.3

中国版本图书馆CIP数据核字(2016)第223792号

女人学会控制好你的"脾气"：养好脾，人不老
NÜREN XUEHUI KONGZHI HAO NI DE "PIQI":YANG HAO PI, REN BU LAO

主　　编	熊瑛	
责任编辑	刘杨	
摄影摄像	深圳市金版文化发展股份有限公司	
策划编辑	深圳市金版文化发展股份有限公司	
封面设计	深圳市金版文化发展股份有限公司	
出　　版	黑龙江科学技术出版社	
	地址：哈尔滨市南岗区建设街41号　邮编：150001	
	电话：（0451）53642106　传真：（0451）53642143	
	网址：www.lkcbs.cn　www.lkpub.cn	
发　　行	全国新华书店	
印　　刷	深圳市雅佳图印刷有限公司	
开　　本	723 mm×1020 mm　1/16	
印　　张	12	
字　　数	200 千字	
版　　次	2016年11月第1版	
印　　次	2016年11月第1次印刷	
书　　号	ISBN 978-7-5388-8963-5	
定　　价	36.80元	

Contents /目录

Part1 驻颜有术：养脾是根本

Part2　养好脾，解决女人的难言之隐

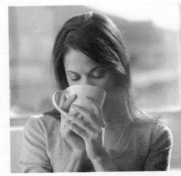

Part3　养脾有方：摸对"脾"气

Part4　食物养脾：吃得好不如吃得对

Part5　理疗养脾：按摩艾灸效果好

Part6 运动养脾：生命在于运动

Part7 顺应自然：四季养脾有讲究

Part 1

驻颜有术：
养脾是根本

脾主运化，
脾不好就会反映在我们的身体上，
比如脸色差，身材不匀称，以及口臭等。
所以要想保持容颜的美丽，
首先要养好我们的脾。

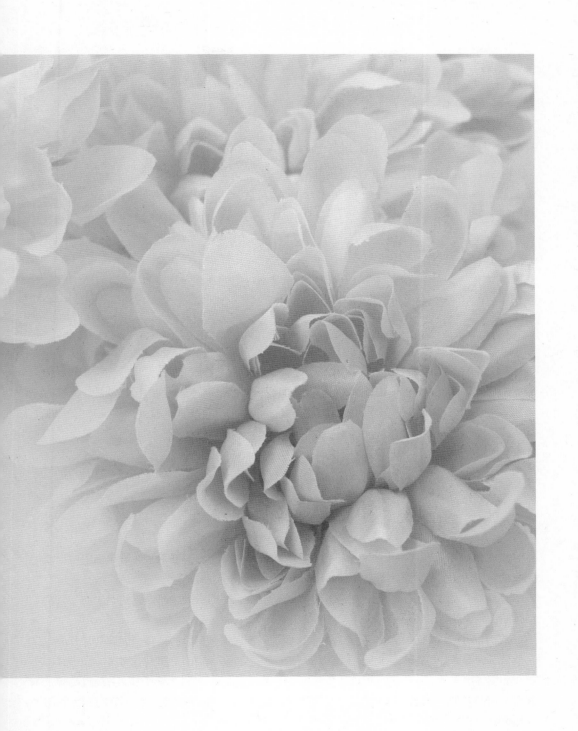

养好脾是改善身体状况的第一步

人体内五脏六腑间的关系是互相影响、互惠互利的。其中脾主运化，如若脾不好，则运化不好，其他脏器便会备受影响，从而使得我们身体状况表现糟糕，所以养好脾是调养身心的第一步。

中医"治未病"的含义

《金匮要略》曰："见肝之病，知肝传脾，当先实脾。"意思是说，为了防治肝病，我们应当先使脾气充实，脾气充实，可以防肝病传给脾，也有利于肝病尽快痊愈。从中可以看出五脏之间存在相互联系、相互制约的关系，一脏有病，可以影响他脏，在治疗时我们应同时予以防治，这也就是中医"治未病"的思想。

未病先防：人应该在没有得病时积极防治疾病。能治这种没有病的病的医生才是最好的医生。生活中我们如何防病呢？《黄帝内经》中给了我们详细的介绍。一方面是"顺应天时，天人合一"，做到"春夏养阳，秋冬养阴"的原则；另一方面是"饮食有节，起居有常，不妄作劳"，以达到"精神内守，病安从来"的效果。

既病防变：得了病后一定要积极治疗并预防其发生转变而加重。"见肝之病，知肝传脾，当先实脾"便是这一思想的具体体现。再比如说，糖尿病是现代人常得的病，其实这个病本身没什么大不了的，但它的并发症才是真正可怕的。可是很多人就是因为没有重视"既病防变"的思想，导致糖尿病出现了并发症。

病后防复：病好后要防止它再次复发。生活中，很多人有点风吹草动就容易感冒，且反复发作，这就是没有做好"病后防复"的工作。

养脾对于"治未病"的意义

《金匮要略》在"治未病"中指出"四季脾旺不受邪"，这说明了在一年四季中，如果我们脾的功能旺盛，就不容易受到病邪的危害。可以说，养好脾是"治未病"的关键。

生活中，如果我们每个人都能认识到脾的重要性，平时做到"不治已病治未病"，及早预防，我们就可以"尽终其天年，度百岁乃去"。

脾有"升清降浊"的特殊功能。当食物经过消化之后，产生的精华，因脾的"升清"功能被送到心肺，再布送到全身，而糟粕部分又通过它的"降浊"之能排出体外。经过脾、胃和小肠等消化后生成的精微物质是在脾的"升清"作用下，通过上输于肺，并经过心肺，分布到周身各处。因此，只有脾的"升清"功能正常，才能使各脏腑组织器官得到足够的物质营养，并使功能活动强健。

养脾要先知脾

古人有云："知己知彼，百战不殆。"其实这句话不仅仅适用于战场上，而且生活中许多事情都可以运用到，在疾病治疗中我们也可以用到，只有了解我们的身体后才能"对症下药"，找到治病方案。

西医对脾的认识

中医和西医对于"脾"的解释不同。西医的脾是解剖的脾脏，位于左肋区，是人体最大的淋巴器官。主要功能是储血、造血、滤血、清除衰老红细胞及参与机体免疫反应等。基于对中医的脾与西医的脾的认识不同，其功能相差很大。

所以，很多人认为中医的脾其实是西医的胰。在西医看来，胰是人体第二大腺体，有内、外两个分泌部。内分泌部，即胰岛，主要分泌胰岛素，参与调节糖代谢；外分泌部分泌消化酶、脂酶、淀粉酶和蛋白酶。这些消化酶通过一条小管——胰导管被输送到小肠，分别帮助消化脂肪、糖类和蛋白质。现代糖尿病，中医从脾而治，就是基于中医的脾是西医的胰的观点。

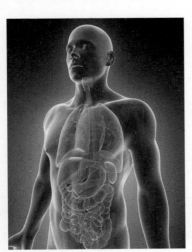

中医对脾的解释

那么，中医是怎么认识脾的呢？《黄帝内经》曰："脾为谏议之官,知周出焉。""谏议之官"又称谏官，就是对君主的过失进行直言规劝，并使其改正的官吏。

而从脾的功能上分析，脾应该是"大内总管"才对，它主管"君主"的吃、喝、拉、撒、睡等生活问题。"大内总管"除了谏议之外，还有一个很重要的任务是为"领导"安排、分配"宝物"。人体中脾主要的工作就是分配胃肠送过来的"宝物"。饮食经口进入胃之后，通过胃与脾的共同作用，将提炼出来的"宝物"，也就是水谷精微和津液，交给脾这位"大内总管"，脾负责把"宝物"分配到全身，以营养人体的五脏六腑、四肢百骸以及皮毛、筋肉等组织器官。

人体生成的水谷精微和津液什么时候该输送到哪里，都由脾来安排。饮食是人出生之后所需营养物质的主要来源，也是生成气、血的物质基础，而脾则是运化饮食中的精华的主管。所以，脾有"后天之本"的美名。

别让湿气乘"脾虚"而入

我们通过了解脾脏的功能作用以及性状特征，从而得知脾主运化水湿，即我们体内的水液也是由脾控制的。而脾又喜燥恶湿，故如若脾虚，则机体运化水液功能障碍，有湿气困脾的表现，从而使脾进一步虚衰。

脾与湿气的关系

喜燥恶湿是脾的生理特性之一，与胃的喜润恶燥是相对而言的。脾之所以有喜燥恶湿的特性，与其运化水液的生理功能有关。脾气健旺，运化水液功能发挥正常，水精四布，无痰饮水湿的停聚，也不被痰饮水湿所困，如《医学求是》曰："脾燥则升。"

若脾气虚衰，运化水液的功能障碍，痰饮水湿内生，即所谓"脾生湿"；水湿产生之后，又反过来困遏脾气，致使脾气不升，脾阳不振，称为"湿困脾"。外在湿邪侵入人体，困遏脾气，致脾气不得上升，也称为"湿困脾"。临床上，对脾生湿、湿困脾的病症，一般是健脾与利湿同治，所谓"治湿不治脾，非其治也"。

脾气下陷与湿气的关系

脾气下陷的病机主要有二：一是脾气虚衰，无力升举，又称为中气下陷，当健脾益气治之；二是脾气被湿所困，不得上升反而下陷，治当除湿与健脾兼用。

寒湿困脾：指寒湿内盛，困阻脾阳，脾失温运，以纳呆、腹胀、便溏、身重为主要表现的寒湿症候。表现为脘腹胀满，口腻纳呆，欲呕，口淡不渴，腹痛便溏，头身困重，或小便短少，肢体肿胀，或身目发黄，面色晦暗，或妇女白带量多，舌体淡胖，舌苔白滑或白腻，脉濡缓或沉细。

湿热蕴脾：指湿热内蕴，脾湿健运，以腹胀、纳呆、发热、身重、便溏不爽为主要表现的湿热证。表现为脘腹胀闷，恶心欲呕，口中黏腻，口渴不多饮，便溏不爽，小便短黄，肢体困重，或身热不扬汗出热不解，面目发黄色鲜明，或皮肤发痒，舌红，苔黄腻，脉濡数或滑数。

养脾小贴士

日常要注意科学饮食，少吃生冷食物，而葱、姜、蒜虽然是三种常见的调味品，但具有非常有效的药用价值。葱、姜、蒜的使用方法有很多，老姜熬水就是常见的用法。姜汤对排出体内的湿气有帮助，还可以令我们的身体快速发汗，缓解体内湿气过重的情况。

脾气充，气血足

脾主运化，运化水谷精微以化生气血，而脾气则具有统摄、控制血液在人体内正常运行的功能。脾气好，则脾胃健运，气血生成充足。脾气好，则血液运行顺畅不受阻，从而表现为脸色好。

脾统摄于血

脾主统血，是指脾气有统摄、控制血液在脉中正常运行而不逸出脉外的功能。明代薛己的《薛氏医案》明确提出："心主血，肝藏血，脾能统摄于血。"

脾气是一身之气分布到脾脏的一部分，一身之气充足，脾气必然充盛；而脾气健运，一身之气自然充足。气足则能摄血，故脾统血与气摄血是统一的。脾气健旺，运化正常，气生有源，气足而固摄作用健全，血液则循脉运行而不逸出脉外。若脾气虚弱，运化无力，气生无源，气衰而固摄功能减退，血液失去统摄而导致出血。

脾除了运化水谷精微以化生气血外，还主运化水湿，即脾对体内水液的吸收、转输和布散起着促进的作用。如果脾运化水湿的功能失常，则会出现水湿停滞，产生痰饮等病理产物。比如说，眼睑下垂、眼袋、颜面水肿等，多是因水湿运化不利所致。水湿停聚化热上冲，熏于颜面，又会出现青春痘、酒渣鼻等皮肤病。

补脾胃就是补气血

无论是男人还是女人，想要气色好就要补益气血，而脾胃是气血生化之源，因此补脾胃就是补气血。

尤其是女性一过了35岁，气血亏虚得厉害，月经、怀孕、生孩子、哺乳这些时期都严重地损耗着身体的气血。看看周围那些结完婚、生过孩子的女性，有几个还能像以前一样保持光鲜的。所以，女人想要变美就要补益气血，而脾胃是气血生化之源，补脾胃是让自己变美的前提。

《局方发挥》曰："胃为水谷之海，多血多气，清和则能受。"意思是说，胃就像大海一样，什么气啊、血啊都存在这里，只有胃的功能正常，这个大海才能变得平静。而脾是主运化的，运化营养精微，同时脾还主肌肉，这样营养精微通过脾的运化，输布于全身，包括肌肉。因此，脾胃功能正常，人就会气血旺盛，面色红润，肌肤也有很好的弹性。

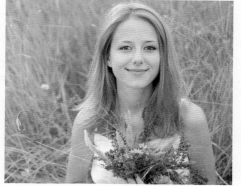

养好脾，精神好

脾气不好，不仅多表现在外貌、身材等方面，而且还会影响我们的精气神。这是因为脾气不足，心神得不到润养，导致入睡困难，严重者还会失眠多梦，精神困乏，从而多表现为疲惫困顿。

养好脾胃，睡好美容觉

从脾胃论治，导致失眠症产生的诸多病因、病机均与脾胃失调有关，对于有失眠症状，同时脾胃又虚弱的一部分人来说，调理脾胃很关键，也就是在辨证的基础上，调节脾胃功能，使其恢复和谐，睡眠自然也就改善了。要睡个美容觉，一方面不要思虑过度，以免伤及心脾；另一方面要注意饮食，不要增加脾胃的负担，晚上宜吃些易消化、无刺激性的食物，这样才能较好地入睡。

忧伤脾，难入睡

有人晚上总是睡不踏实，要醒好几次，并且醒来后再次入睡也比较困难，这种情况除了有精神上的因素外，还和脾脏功能有关。中医认为，脾主思，为气血生化之源，脾脏功能虚弱，气血贫乏，就会导致心神失养，入睡困难。脾脏功能强健，气血得以循环，濡养心神，则心定神安，全身舒畅，放松心情便能很好地入眠，且睡眠质量也高。

适当思虑，有助于活动脑筋，增强记忆力和创造力。由于现代生活压力大，人们容易过思，过思则伤脾，伤脾则不利于身心健康，从而加重忧思，导致身体器官功能负担大，病情加重。所以我们要调整自身的心情，切忌过于忧思，同时注意养好脾胃，调理脾气，修养身心，这些都有助睡眠。

食伤脾，难入睡

《黄帝内经》中有一句话"胃不和则卧不安"，这句话的意思是说：因饮食不当导致人体脾胃功能失调，脾胃不好则影响睡眠，卧不安。这是因为中医认为脾胃统主水谷运化，脾胃功能失调，宿食停滞或胃肠积热，浊邪或热邪内扰心神，便会造成心神不宁而失眠，所以失眠者要注意调理脾胃。

不当的饮食习惯是现代人的通病，或因工作繁重，三餐不规律，有些人深夜还要再加一次夜宵；或以减肥为目的，拒绝正餐，没有为身体提供必需的营养。如此不善待脾胃，过饱、过饥或是饮食不规律，都会造成脾胃亏虚，久而久之，脾胃开始出现毛病，泛酸、恶心或者是胃胀难受等症状都是脾胃不适的表现，也直接影响了睡眠质量。

告别"困顿"，做"神气"女人

中医认为，发作性睡病是由中气不运所引起的，中气即是脾胃之气，中医学有"脾困人则困"之说，脾气不足，人就容易犯困。在人体内，因为"阳"主动、"阴"主静，所以阳气不足、阴气有余时会引起发作性睡病。通过改善脾胃功能，使脾气充实，则可以告别脾困，恢复精神。

中医把发作性睡病的临床辨证分为如下五种类型：

痰湿困脾型 ▶ 多见于形体肥胖之人，表现为胸闷、纳呆、大便不爽、痰多泛呕、口中黏腻、身重嗜睡、舌苔白腻、脉濡缓。治疗原则为燥湿健脾豁痰开窍，方药用醒脾开窍汤加竹茹、半夏等。

脾气不足型 ▶ 多见于病后或高龄之人，表现为神疲乏力、腹胀食少、食后困倦嗜睡、少气懒言、形体消瘦或肥胖水肿、舌淡苔薄白、脉虚弱。治疗原则为益气健脾，方药用醒脾开窍汤加人参、白术、黄芪等。

肝郁脾虚型 ▶ 患者长期忧愁思虑、精神萎靡不振、头昏欲睡多梦，时有两胁不适、纳呆食少、大便不利或腹痛泄泻、舌苔薄白或稍腻、脉弦细或涩。治疗原则为舒肝健脾开窍，方药用醒脾开窍汤加柴胡、党参、枳壳等。

气血两虚型 ▶ 患者面色萎黄无华或淡白、纳呆食少、神疲乏力、心悸多梦、气短懒言、自汗、头晕目眩、舌淡嫩苔薄白、脉沉细无力。治疗原则为益气养血，醒脾开窍，方药用醒脾开窍汤加黄芪、当归、人参等。

湿浊蒙蔽型 ▶ 患者头重如裹、口干黏不思饮水、胸闷不饥、二便不利、舌苔厚腻。《黄帝内经》曰："邪之所凑，其气必虚，正气存内，邪不可干。"头为诸阳之会，若被湿浊蒙蔽清阳不升，浊阴不降，则困倦嗜睡。治疗原则为芳香化浊醒脾开窍。方药用醒脾开窍汤加佩兰、苍术、白豆蔻等。

身体状况决定你的外貌

如果我们有一段时间常常熬夜，则多会被外人看出，说你最近脸色不好，是不是睡眠质量不好。这是因为我们的身体状况好坏会通过外部表现出来，尤其会显现在面部。如身体状况糟糕，则会反映到外貌糟糕。

不再做"黄脸婆"

很多女性往往被冠上"黄脸婆""关公脸""黑鼻头"等称呼，但这些外貌上的问题并不是先天存在的，而是因为身体状况出现了问题。身体的状况影响着我们的外貌，美女也是可以后天养出来的。明白了这个道理，想要变美就要从根源去解决问题。

女人衰老的典型表现是从面色变得萎黄、没有光泽开始。中医的五行学说将五脏分别对应不同的颜色：脾为黄、肾为黑、心为红、肺为白、肝为青。所以，往往女性面色蜡黄时，就是脾出了问题。脾是生化气血的源头，如果脾生化的气血不足或者体内气血消耗过度，就会造成气血亏虚、瘀滞，皮肤缺少气血的濡养，皮肤代谢的废物无法正常排出，肤色就会暗沉，呈现出土黄色，变成了"黄脸婆"。而气血充盈，则肌肉丰满、皮肤红润，所以想要保持容颜靓丽，不变成"黄脸婆"，就要养脾养气血，从根本上解决。

判断自己的脸色发黄是否正常，可以通过下面两种方法：

看鼻尖

实际上每个人的鼻尖不是尖的，而是有一个坑，找准这个坑，以这个坑为中心，周围的区域就是脾脏的生理功能或者病理变化最明显的区域。比方说病得特别重，有人脸上发黑，一点光泽都没有了，大家都知道这个病已经严重，但是他鼻尖这个范围是黄的，而且是明亮润泽的黄，说明他脾胃的功能还在，则就能吃饭，能吃饭营养就能得到补充，那这个病就能好转。所以中医说有胃气则生，只要有胃气就能活，不管病得多重，无胃气则死。

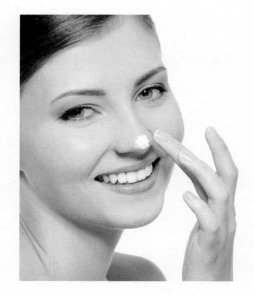

看嘴唇

嘴唇周围有一圈白，一共才1毫米宽。这一圈白对于嘴唇来说是至关重要的，因为那一圈白代表能吃，所以说能吃的人脾胃特别好。因为中医讲脾开窍于口，脾之华在唇和唇四白。如果这个地方不明显了，那脾胃功能肯定有影响，衰退了；如果这个地方颜色特别干黄，说明脾胃功能已经减退了；如果这个地方发黑了、发青了，那么这个人就有生命危险了。

告别"关公脸"

1 什么是"关公脸"

健康的脸色，《黄帝内经》里描述的是"赤欲如白裹朱，不欲如赭"，就是指健康的脸红要像白布裹着朱砂那样，而不能是赭石色。至于"明润含蓄"，"明"代表"明亮"，润代表"润泽"，是精气充盈的表现，"含蓄"则是夹有血色，面色隐含于皮肤之内而不特别显露，是精气内含而不外露的表现。而"关公脸"虽然面色泛红，却是内热无处散发积聚而成。即使在冬天，手脚冰凉，脸依然发热，也常能感受到体内有一股火郁积在身体里。

2 "关公脸"的表现

"关公脸"在女性身上表现为觉得头涨头晕，脾气急，一点就着，属于"肝阳上亢"。很多血压不高的人也时常会满面红光，当脸上发热、发烫的同时，手脚却冷得厉害，属于"肝气郁结"，因为郁，气血运行受阻，身体的各个部位散热不均匀，出现脸上热而手脚发凉。"肝郁"，换成人们更熟悉的意思，就是其中包括了内分泌失调，这也是为什么女人临近更年期时多有脸红潮热的表现。当然，即便不到更年期，如果自身内分泌失调导致了激素分泌异常，也都可以出现属于病态的、类似更年期的"满面红光"。

3 怎样调理

五行中肝属木，脾属土，肝气调达则脾气健运，肝郁则脾虚。治宜健脾疏肝，是以健脾疏肝药物治疗脾虚肝气亢逆病症的一种方法，主要适用于脾虚肝郁病症，肝郁脾虚证兼脾失健运，常有食少、腹胀、便溏等症，可以服用一些疏肝健脾的药材，如山楂、黄芪等，或中成药逍遥丸、疏肝健脾丸等。

和"黑鼻头"说再见

◉━━ 脾与"黑鼻头"的关系 ━━━━━━━━━━━━━━━━━━━━━

脾主运化，主要指运化饮食水谷。脾主升清，可以将饮食营养向上输送到心化生心血，输送到肺化生肺气，所以脾是人体气血生化之源。脾还主运化水湿，将人体内部多余的水分清除。当脾有病时，人的运化、升清功能失常，水谷、水湿不运，消化功能减退，也可能形成脾不统血、清气不升。

鼻子是脸上五官之一，各腑脏组织在鼻子上都有相对应的部位，而鼻头是脾脏反射区。

脾位于腹部的中央，所以脾的色部也就位于人的颜面的中央，也就是鼻头。我们都认为自己的鼻头是尖的，实际上你仔细找一找，你的鼻头有一个小坑，这是中医的一个穴位，叫作素髎穴。这个部位也叫作面王，因为鼻头在颜面五官中的位置最高，高高在上，就像王者一样。

脾脏色部的正常气色是红黄隐隐。一般脾脏色部比其他色部的颜色略微偏黄、明亮润泽、饱满顺畅。如果我们的脾胃发生疾病，其相对应的区域就会有所反映，鼻头上长痘痘或是黑斑，形成"黑鼻头"。

◉━━ 怎样调理 ━━━━━━━━━━━━━━━━━━━━━━━━━━

脾胃不好，则食物不能充分消化，很多半成品会渗入血液，流向全身各处，浊物之一；脾胃不好，运化能力差，食物残渣蕴积在肠胃，不能及时排出体外，浊物之二。这些浊物，危害巨大，可淤塞经脉血管，可堆积于脏器促成脏器负担，可成脓瘤肿块，可滋生病菌、病毒等，所以如果我们的黑鼻头没有减弱反而有加重的现象，一定要重视，并及时治疗。

在日常的生活中也要注意补养脾胃，不要等自己的身体虚不受补时才感慨无药可医。具有健脾胃、养后天作用的食品有玉米、高粱、蚕豆、豇豆、马铃薯、芋头、花菜、大白菜、胡萝卜、荠菜、白木耳、葡萄、桂圆、猪肚、鸡肉、青鱼、鲢鱼等，平时可以多吃这些食物药膳调养我们的身体。

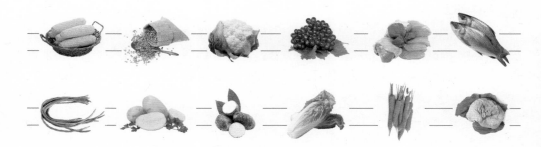

健脾润肺，拥有水润肌肤

　　水分经肺的宣发作用，将水液均匀灌溉到人体，濡养五脏六腑，全身肌肉，润泽皮肤。若肺的功能失常，失去了输布水液的能力，身体也就不能得到正常的濡养滋润。肺主皮毛，肺的好坏直接影响到皮肤和毛发的质量。肺养好了，自然面色红润、皮肤细腻、光彩照人；反之，肺不好则会让你面容憔悴、黯淡无光、缺乏青春的靓丽。

⊙—— 脾与"水分"的关系

　　冬季皮肤干燥起皮，大多数是脾胃功能失常造成的。脾为后天之本，气血生化之源，脾胃功能正常，气血旺盛，人体有充足的水分，皮肤才能得到濡润。而一旦脾胃功能失常，津液生化不足，身体就会像水库没有水源，皮肤得不到滋养，变得干枯萎黄。所以补水不忘先健脾，只有健脾益气，才能化生津液，通达阳气，才能有充足的津液随阳气散布，为滋润皮肤打下良好的开端。

　　通过健脾后，我们向身体输送了大量水液，从而不必担心"水源"的问题。那么这些水液就可以通过肺输布到我们的全身肌肤，就能让我们的肌肤保持水嫩嫩的。

⊙—— 常见中药来调节

1 当归

具有补血活血、祛瘀生新之功效。长期服用当归，能营养皮肤、防止粗糙，可使面部皮肤重现红润色泽。

2 茯苓

能宁心安神，益脾补肾，渗湿利水。可使血液中氧合血红蛋白释放更多的氧，以供给组织细胞，使我们的皮肤、毛发显得更加滋润，达到美容的效果。

3 罗汉果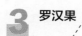

能清肺润肠，有净化血液中的过氧化脂质的作用，可以改善全身皮肤新陈代谢，以达到补水、美容的效果。

4 薏苡仁

具有健脾、补肺、清热、利湿的功效，常用于治疗泄泻、湿痹、水肿、脚气、肺痿、淋浊、白带。其健脾利湿功效显著。

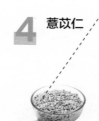

身材好坏脾做主

我们的身材胖瘦皆与脾有关。这是因为脾主肌肉，脾不好，则肌肉
变得松弛不紧致，因此形成的"游泳圈"便难以摆脱；脾主运化，脾不好，
则体内气血不足，营养消化不好，吸收不了，从而表现为形体消瘦。

怎么减掉"游泳圈"

人体的脏腑在体内都有固定的位置，如胃位于脘部，肾位于两侧腰部，子宫位于下腹部等。中医学认为，脏腑之所以能固定于一定的部位，全赖脾气主升的生理作用。这是因为支持和固定这些内脏的肌肉、韧带、筋膜，也要依靠脾运化生成的水谷精微的充养，才能强健有力。若脾气不升，反而下陷，则可出现胃、肾、子宫等内脏的位置下移或脱肛等。其病变基础是韧带、肌肉松弛，失去对内脏的牵引作用。常采用补中益气、兼以升提的方法治疗。

脾虚导致的"游泳圈"

脾主运化水谷精微和津液，以化生气血，并将其输送布散到全身各处之肌肉中去，以供应肌肉的营养，保持肌肉活动的充足能量，使肌肉发达丰满，壮实有力。若脾的运化功能失职，肌肉失去滋养，则肌肉逐渐消瘦，甚则痿软松弛。

女人发胖最先从肚子开始，这是因为脾主肌肉，只要脾气一虚，它所主的肌肉就会变得不紧致。腹部肌肉因平时很少用到，所以最先松弛，这就形成了女性最讨厌的游泳圈了。

通过锻炼减掉"游泳圈"

有些人，脾胃很好，消化也好，吸收也好，但是从不运动。这样这些营养就会堆积在肌肉上，而营养本身又不会转换成肌肉，就形成了营养向垃圾的转化，变成了赘肉。俗话说："流水不腐，户枢不蠹。"这样的垃圾在体内长期积存，就会给身体带来许多负面的影响，产生高血压、高血脂、高血糖、冠心病、糖尿病等一系列病变。

反过来说，锻炼肌肉、使肌肉变得强壮，又会使得脾气加强，使脾的功能变得强大。一般来说，如果除去过于恶劣的饮食习惯，体力劳动者普遍要比脑力劳动者脾胃好得多，就是这个道理。所以大家看，一般女性朋友脾胃功能差得多也就是这个道理，因为女性的肌肉锻炼是个死角。

丰胸先健脾，做曲线女人

　　每一个女人都希望自己能拥有一个完美的身材，性感十足，但是在生活中我们看到很多的女性都是平胸或者是胸很小，从自然角度看，乳房的丰满与否，首先跟遗传有关，其次就是体质。中医专家表示，女性平胸，乳房下垂多见，这和中国女性普遍脾气虚有直接关系，所以，要丰胸先健脾。

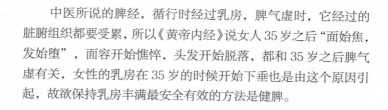

健脾可以丰胸

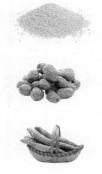

　　中医所说的脾经，循行时经过乳房，脾气虚时，它经过的脏腑组织都要受累，所以《黄帝内经》说女人35岁之后"面始焦，发始堕"，面容开始憔悴，头发开始脱落，都和35岁之后脾气虚有关，女性的乳房在35岁的时候开始下垂也是由这个原因引起，故欲保持乳房丰满最安全有效的方法是健脾。

　　饮食对脾胃的影响是最重要的，一日三餐要有规律，尤其注意早饭一定要吃。粥是最好的养脾早餐，可以以小米为主，加入大枣、山药等健脾食物。健脾的食物，如山药、莲子、大枣、南瓜、胡萝卜、小米，它们能通过强健脾气使脾经所到之处都能气血充盈，不仅是乳房，还有循行过的面部。一个脾气强健的人，肯定是线条紧致、气色红润的。

健康小贴士

　　有些人可能会通过补充雌激素刺激胸部发育，但是雌激素是把"双刃剑"，对于原本体内雌激素就不低的女性，额外的补充是要冒着致癌风险的。乳腺癌、子宫内膜癌、卵巢癌全与雌激素的异常有关。一个女人如果到了该停经的时候还不停经，雌激素仍旧十分旺盛，那么，她就比其他人多了罹患上述三种癌症的风险，而人为地补充雌激素就等于主动地增加这种风险。

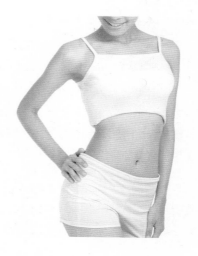

脾虚则消瘦

中医认为脾胃为后天气血生化之源，人的胖瘦与脾胃有很大关系。脾胃正常，则气血生化正常，人就不胖不瘦。否则脾胃热盛，食欲过旺，便秘，就会产生肥胖；脾胃虚寒，食少，便稀，食欲缺乏，就会产生消瘦。

消瘦是因为脾虚

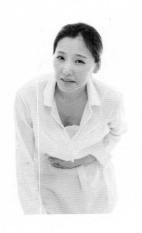

有的人可能会说我也挺能吃，不一会儿还饿，但就是不胖，反而还瘦了，这是怎么回事？这种情况在中医里叫消谷善饥，是胃火炽盛所致。胃是主受纳的，胃火大，食物消化得快，食物进入胃里就像是干柴投入烈火中，一会儿就烧没了。若此时你的脾气再亏虚，则脾运化无力，不能把营养输送于全身，而身体肌肉得不到营养，自然就瘦了。这也是胃热炽盛型糖尿病的一个典型症状。

饮食小贴士

中医认为胖人多热，瘦人多寒。治胖要用寒凉药，治瘦要用温热药。中药药性分为四气五味。四气指药的性质，即寒性、凉性、温性、热性四种。五味，即五种味道，酸味、苦味、甘味、辛味、咸味。酸味药和苦味药能养阴清热，辛味药和甘味药能散寒补阳，所以胖人应服酸味药和苦味药，瘦人应服辛味药和甘味药。

辛甘发散为阳，即辛味和甘味的药物具有发热散寒的作用，属于具有温阳作用的一类药物。临床上我们多用辛温、甘温的药物和食物增加人体的阳气，使人体肥胖起来，如大枣、干姜、黄芪、桂圆等。

酸苦涌泻为阴，即酸味和苦味的药物具有清热养阴的作用。这类药物能够清除热邪，通畅大便进而达到减肥的作用，如黄连、黄芩、大黄、黄瓜、西红柿、香蕉等。

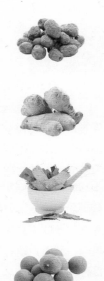

脾虚则虚胖

肥胖与消瘦都可以引起很多疾病，首先，肥胖可以引起高血脂、高血压、高血糖、高黏质血症、高尿酸血症、脂肪肝、胆石症、冠心病、脑梗死、脑出血等症。消瘦可引起低血压、贫血、内脏下垂、慢性感染、闭经、结核、肿瘤、抑郁等症。调理好脾胃，控制体重，这些症状就可以得到避免。

太肥了不好，太瘦了也不好，不管是肥了还是瘦了，我们都应该好好"审查"一下自己的脾胃是否健康。

肥胖形成的原因

人变肥胖的类型有很多，原因也有很多，一种是他们本身胃中元气旺盛，吃得多，而且吃多了也不会伤胃。李东垣在《脾胃论》中说："胃中元气盛，则能食而不伤，脾胃俱旺，则能食而肥。"可谓是一语中的，概括出了肥胖形成的根本原因。

但是也有的人吃东西少却会变胖，这种胖是虚胖，这种人手脚常感觉没劲儿，用手一按他们身上的肉，一按一个坑儿，平时他们也都是懒洋洋的，没什么活力。这种肥胖主要是因脾气壅阻、痰湿内盛所致。

虚胖之人吃饭不多，长的肉并不是外来的，而是自身的肉逐渐变松软，体积变大了，所以就"横向发展"了。脾虚，气的推动能力降低，机体代谢变慢，食物不能被很好地利用。胃容纳食物，能够降浊，把食物残渣以粪便的形式排出。脾负责把食物中的营养精华向上升散，进一步分配到全身。如果脾的功能不好，就不能把营养分配出去。营养散布出去才是清气，积存着不动是浊腻之气，若大量浊腻有形的物质在中焦堆积起来，就成了大腹便便的体形。另外，气虚的人水液运行得也不好，因此许多虚胖的人经常下肢水肿。

饮食小贴士

中医认为胖人多热，瘦人多寒。胖人应服酸味药和苦味药，酸苦涌泻为阴，即酸味和苦味的药物具有清热养阴的作用。这类药物能够清除热邪、通畅大便进而达到减肥的作用，如黄连、大黄、黄瓜、西红柿、香蕉等。

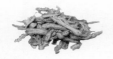

脾好，才能摆脱以下尴尬

很多时候，我们的身体功能处于不佳状况时，体内都会发出信号告知我们。我们应该重视身体发出的信号，而不是任由其发展下去，使疾病恶化。其中，如果脾不好，通常会有放屁、流口水、口腔异味等表现。

放屁，脾胃失和是主因

脾主运化就是将水谷消化成为精微物质并将其运输、布散到全身。这些功能需胃和小肠等的配合，但主要以脾为主。中医学认为人体的消化功能与脾、胃、小肠等脏腑都有关系。但以五脏为中心，无论是从生理角度，还是从病理角度来说，脾都是消化系统的主要脏器，人体的消化功能主要归属于脾。脾运化水谷精微，维持着五脏六腑、四肢百骸和皮毛筋骨等脏腑组织器官的生理功能。

由于脾为后天之本，金元时代著名医家李东垣在其《脾胃论》中指出："内伤脾胃，百病由生。"因而在日常生活中，不仅要注意饮食营养，而且注意保护脾胃。

正常情况下，人一天要放屁 10 至 15 次，约排出 500 毫升的气体。若每天放屁多，则会降低我们的生活质量，使我们在学习工作和社交中陷入困窘，更严重的甚至会困扰我们一生。其实放屁多，多是因为我们身体脾的运化功能跟不上，导致脾胃失和，胃肠功能排差；还可能有胃部疾病及肝、胆、胰疾病等。知道了原因，就要对症治疗，只要调理好脾胃，就能避免这样的时刻了。

以下为大家介绍几种针对脾胃失和引起放屁症状的解决方案。

1　喝薏米仁红豆粥：薏米仁红豆粥，可以排除肠胃中的湿毒，健脾、渗湿、止泻、排脓，改变肠道被湿毒主导的病状，还可以帮助排便、减轻体重，以及滋润肌肤。

2　早晚按摩肚子：按摩肚子可以助消化，排湿气。每天早晚平卧床上，双手五指并拢，以肚脐眼为圆心，先逆后顺时针按摩肚子即可。

3　饮食宜忌：不能吃变质的饭菜；少吃不易消化的食物，避免吃油炸和烧烤的肉类。多吃素，用豆制品、鸡蛋、鱼虾代替肉，避免加重肠胃的负担。

4　坚持体育运动：把体育运动纳入日常生活之中，主要是周期性运动，例如，快走、慢跑、游泳、骑车等。通过运动，可以锻炼我们的脏腑，强壮体质，提高免疫力，放松心情，排出湿气。

流口水，脾弱是病源

睡觉的时候，有的人就会自觉不自觉地流口水。如果是小宝宝，大家还会觉得无伤大雅，但是如果是成年人就会引起很多问题，这种睡觉时爱流口水的人，是不是得病了呢?

刚出生的婴儿，由于中枢神经系统和唾液腺的功能尚未发育成熟，因此唾液很少。4～5个月后，由于辅食量逐渐增加，乳牙开始萌发，刺激牙龈上的神经，唾液腺的分泌功能开始增强，唾液量也不断增加，还有些宝宝喜欢将小拳头、奶嘴、衣角、玩具等放入嘴里吮吸，也会刺激唾液腺的分泌，使口水增多。而这时由于小儿的口腔浅，没有前牙对口水的遮挡作用，且吞咽口水的能力尚未形成，过多的唾液就会不自主地从口角边流出，即流口水。

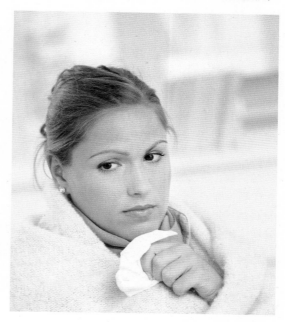

而成年人流口水则属于一种病症表现。中医认为脾主肌肉开窍于口，成年人睡觉流口水与脾虚有关，即俗称脾胃虚弱。脾虚运化失常，五脏六腑和四肢百骸就得不到濡养，肌肉弹力不足，容易松弛，因此睡着后会张开口，形成口水外流。这种情况多因饮食失调、劳累失度，或久病体虚所引起脾胃运动功能减弱、水湿停留、脾胃湿热，或胃里存食下降、胃热上蒸所致，即所谓的"胃不和则卧不安"。

睡觉的时候爱流口水，可能是一些"小问题"引起的，需要引起大家注意。

① 不要有精神负担：先到正规医院去检查，针对流口水的原发疾病予以治疗，例如，神经官能症、口腔炎症等。

② 饮食习惯：饭后不要立即就寝，晚饭不要吃得过多或过多食用油腻、黏糯等不易消化的食物。

③ 卫生习惯：养成饭后漱口、睡前刷牙等良好的卫生习惯，以减少口腔内炎症的发生。

④ 另外，睡前也不要做剧烈的运动或过度用脑。如果你经常睡觉流口水，最好多加注意身体，及时调补。

不停打嗝，脾虚是原因

嗳气，又称"打嗝"，是各种消化道疾病常见的症状之一。嗳气是胃中气体上出咽喉所发出的声响，其声长而缓，古代称为噫气。人们往往容易将嗳气与呃逆相混淆，其实二者是不同的。嗳气声音"嗝嗝"作响，沉闷而悠长，间隔时间也较长，是气从胃中上逆；而呃逆声音"呃、呃、呃"作响，尖锐而急促。但从中医来讲，嗳气和呃逆均为气机上逆，胃失和降的表现。西医多见于反流性食管炎、慢性胃炎、消化性溃疡和功能性消化不良等疾病。

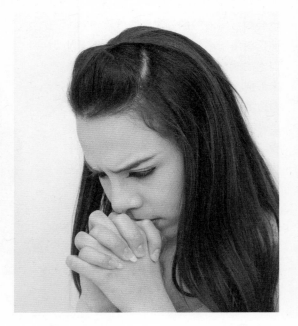

打嗝人人都出现过，但是打嗝没完没了就会让我们处于尴尬的境地。其实不停打嗝，是身体给我们的信号，告诉我们体内的脾胃出问题了。中医学认为，嗳气的病机主要是各种原因导致的胃气上逆，治疗方面多针对病因，或是补脾或是消食，并且加上降逆止呕的药物，如丁香、柿子蒂等，除了药物还可以试试针灸、穴位按摩，如攒竹、膻中等。胃气上逆打嗝不要轻视，要随时检查以防引起大的疾病。再者要注意不要生气，生气易郁结肝火，又会导致脾气虚，五脏之间相互影响，打嗝状况则会加重。

不同病因引起的打嗝声不同，治疗方法也不同。

1. **嗝声沉缓有力**：这种打嗝的声音预示着胃有寒。吃点热的东西会舒服一些，吃凉的会难受，口淡不渴，或喜热饮。可以喝点姜丝红糖泡红茶，有很好的暖胃作用。

2. **嗝声洪亮有力**：这种打嗝的声音预示着胃有热。伴有口臭，心烦，口干口渴，想吃凉的，便秘，尿黄，舌苔黄燥。可以喝点绿茶或苦丁茶，有很好的缓解胃热的作用。

3. **嗝声呃逆连声**：即不停地打短嗝，属于气机郁滞证，抑郁恼怒则发作，情志转舒则稍缓。针对这种打嗝民间有许多小偏方，比如喝水、拍后背、吓一跳等。

4. 如果你既不爱吃凉的，又总觉得烧心，还会有口臭等上火的症状，则是脾虚胃燥引发的打嗝，这时则要注意补脾去火，可以用甘草泡水喝来缓解。

口中异味，脾湿是根源

脾主运化就是将水谷消化成为精微物质并将其运输、布散到全身。这些功能需胃和小肠等的配合，但主要以脾为主。若脾气健运，则饮食水谷的消化、吸收，精微物质的运输布散等功能才能旺盛，水液输布、排泄才能正常，体内的水液才能保持着相对的平衡状态。反之，若脾失健运，不但会出现腹胀、便溏、倦怠等消化失常症状，而且还会引起水液代谢失常，进而产生多种水湿停滞的病变，如水肿、痰饮、泄泻等症状。

而口中异味即口臭的形成主要是由于饮食不节，或过多地食用辛辣食品，以及劳倦过度等不良的生活方式造成的脾功能衰竭，胃肠功能减弱，使食物在肠内得不到正常的消化，大量食物糟粕不能排出体外，越积越多，形成毒素进入肠壁血液，从而伤害脏腑引发各种疾病。而沉积在肠内的食物糟粕时间一长就会积滞生热，产生臭气，向上蒸发，通过口腔及鼻咽部位形成口臭。

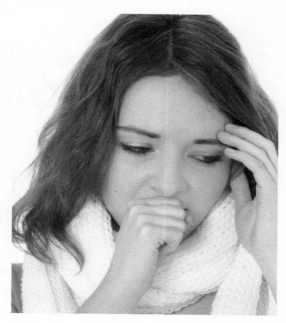

胃不好引起的口臭是属于疾病引起的。因此口臭患者不知道怎么办时，可以到正规的医院确诊病情，因为疾病引起的口臭也是有很多种类型的，如消化功能紊乱、肠胃炎、腹泻、便秘的人可有不同程度的口臭。

不同病机引起的口臭类型不同，治疗方案也不同。

1　脾胃寒湿内蕴：患者常常会感到腹部胀满，大便溏泄。他们多因为体内阳气不足，尤其是脾阳不足，不能温化水饮、寒饮，体内的水积多了，运化不了，日久便会散发出难闻的味道。可以通过食用健脾益气的药材改善。

2　胃肠积热：患者在一段时间内暴饮暴食，一旦消化不良，就会出现口臭、打嗝等现象，这是一种胃肠积热引起的气机上下不通的状态。可以通过清热去火，改善饮食习惯，健康饮食来改善。

3　除了针对原发病进行治疗外，长久性口臭还应根据中医的不同辨证分型区别对待。

Part 2

养好脾，
解决女人的难言之隐

女人总是受到月经不调、
宫颈糜烂等疾病的困扰，
却总是无法摆脱。
只有养好脾，身体的气血充足，
才能从根本上解决这些疾病。

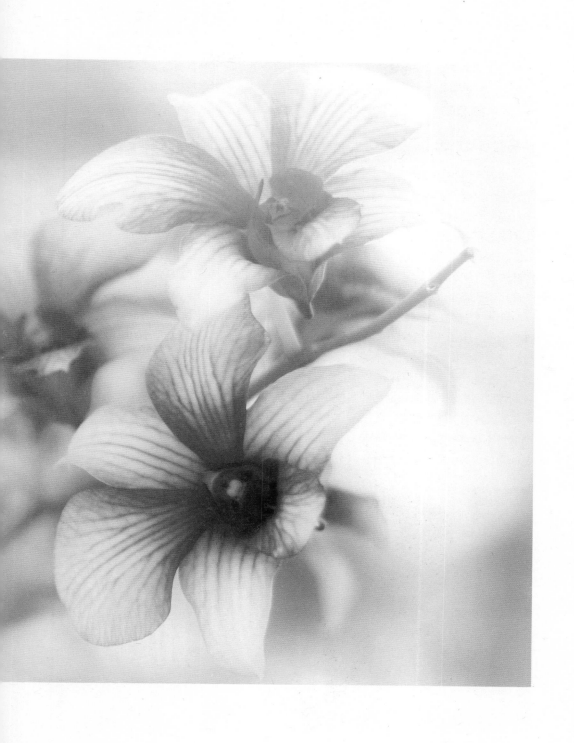

中年女性多烦、渴、尿频

《素问·奇病论》说："此肥美之所发也，此人必数食甘美而多肥也，肥者令人内热，甘者令人中满，故其气上溢，转为消渴。"很多女性容易尿频，还容易感到口渴，喝水多，致使尿频更加频发。

疾病症状及病因

中年女性多受尿频、尿多之困扰，且容易感到口渴，喝水多，致使尿频更加频发。其实这是中国医学传统所说的消渴病，是指以多饮、多尿、多食及消瘦、疲乏、尿甜为主要特征的综合病症。饮食失节，长期过食肥甘、醇酒厚味、辛辣香燥，损伤脾胃，致脾胃运化失职，积热内蕴，化燥伤津，消谷耗液，发为消渴。

消渴病日久，病情失控，则阴损及阳，热灼津亏血瘀，而致气阴两伤，阴阳俱虚，络脉瘀阻，经脉失养，气血逆乱，脏腑器官受损而出现疖、痈、眩晕、胸痹、耳聋、目盲、肢体麻痹、下肢坏疽、肾衰水肿、中风昏迷等兼证。

消渴病日久，则易发生以下两种病变：一是阴损及阳，阴阳俱虚。消渴虽以阴虚为本，燥热为标，但由于阴阳互根，阳生阴长，若病程日久，阴损及阳，则致阴阳俱虚。其中以肾阳虚及脾阳虚较为多见。二是病久入络，血脉瘀滞。消渴病是一种病及多个脏腑的疾病，影响气血的正常运行，且阴虚内热，耗伤津液，亦使血行不畅而致血脉瘀滞。血瘀是消渴病的重要病机之一，且消渴病的多种并发症的发生也与血瘀密切相关。

消渴病虽有在肺、脾胃、肾的不同，但常常互相影响，如肺燥津伤，津液失于敷布，则脾胃不得濡养，肾精不得滋助；脾胃燥热偏盛，上可灼伤肺津，下可耗伤肾阴；肾阴不足则阴虚火旺，亦可上灼肺胃，终至肺燥胃热肾虚，故"三多"之症常可相互并见。

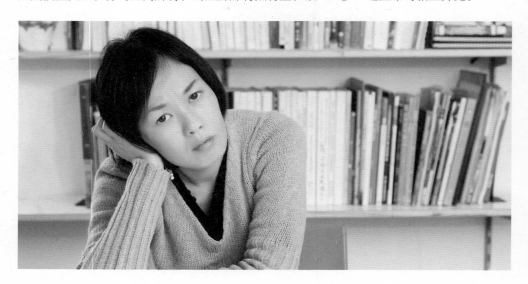

桂圆益智仁糯米粥

将100克糯米淘洗干净，放入清水中浸泡；20克桂圆肉、15克益智仁洗净备用；锅置火上，放入糯米，加适量清水煮至粥八成熟；放入桂圆肉、益智仁、姜丝，煮至米烂后放入白糖调匀即可。桂圆补脾止泻，益智仁暖肾缩尿，糯米为温补强壮食品，故此粥适宜因体虚或脾、肾虚而致夜尿频多者。

桑螵蛸红枣鸡汤

将10克桑螵蛸、8颗红枣、1只鸡腿一同装入锅，加1 000毫升清水，用大火煮开，再改小火炖2小时，最后加盐调味即可。桑螵蛸可补肾益血，鸡腿和红枣都具有强身健体的功效，食之可增强体质和提高免疫力，对夜尿频多者有一定的食疗作用。

饮食禁忌

避免食用辛辣、高蛋白、高脂肪和含盐过高的食物及烟酒。因为这些可使血浆渗透压升高从而兴奋大脑口渴中枢，并且易助火生热、化燥伤阴，加重烦渴等症状。

忌饮茶与咖啡

茶和咖啡中含有茶碱和咖啡因，能兴奋中枢神经，增强心肌收缩力，扩张肾及附近血管，起利尿作用，使尿量增加，病情加重。

避免长期精神刺激

长期受精神刺激，如恐吓、忧伤、焦虑或精神紧张等，可引起大脑皮层功能紊乱，进而引起内分泌失调，使抗利尿激素分泌更加频繁，尿量增多，加重病情。

淑女为何总食积

胃气伤，滞塞而不纳、气逆而不降、食滞而作痛、积热而口臭、火克食而消谷善饥、阴火盛而口疮生；脾气伤，健运失，饱胀而嗳气、积滞而吐泻、湿阻而痞满、气虚而汗淋、血瘀而循障。

疾病症状及病因

食积其实多见于小儿、贪吃的青少年及消化系统退化的老年人，但是现代20~40岁的女性也常食积，吃得不多却总是消化不良，心情郁闷，影响社交。女性食积多是由脾虚而引起的气滞食积。

气滞食积是由饮食不节、暴饮暴食，或脾胃虚弱、运化失健等因素引起的症状。常以胃脘胀闷疼痛、嗳腐吐酸为主要表现。胃主受纳，脾主运化，脾胃气旺，饮食有节，纳运正常，运化良好，则脘腹舒适，气机条畅，化源充足，精力充沛，身体自然健康，故曰："脾胃者后天之本也。"必须处处保护，勿令其伤。胃肠属腑，泻而不藏。若内伤饮食，外感六淫，劳倦过度，皆伤脾胃。

中医治疗遵"补脾胃，泻阴火"原则。常以莱菔子为君药，枳壳、槟榔为臣药治疗气滞食积之病症。莱菔子辛甘而平，入脾胃肺经，辛能行气，甘能益脾，既行脾胃气滞而消积导滞，又具推墙倒壁之力，推陈致新，故能治一切食积气滞，既有推而泻下之功，又无苦寒败胃之弊，为之君；枳壳苦辛微寒，入脾胃经，气香味厚，苦能泄，辛能行，走而不守，行气之力较猛，能破气消胀，消积导滞；槟榔辛苦温，入胃肠经，辛散行气，以除胀满，苦温降泄，以通腑气。相须配对，共助君药，消积导滞、除胀之力倍增，为之臣。

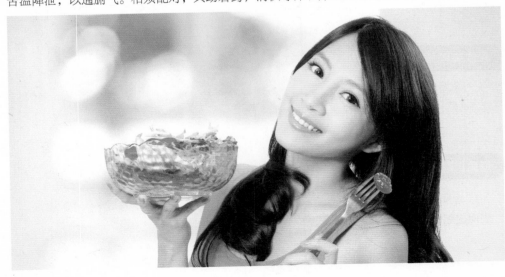

胡椒猪肚汤

首先将 250 克猪肚加盐、生粉搓洗，用清水漂洗干净；将洗净的猪肚入沸水中余烫，刮去白膜后捞出，将 20 克胡椒粒放入猪肚中，以线缝合；将猪肚放入砂煲中，加入 6 颗蜜枣，再加入适量清水，大火煮沸后改小火煲 2 小时，猪肚拆去线，加盐调味，取汤和猪肚食用。胡椒可暖胃健脾，猪肚能健脾益气、升提内脏。两者合用，对因胃部受损而食欲不振者有补益作用。

山楂山药鲫鱼汤

将 1 条鲫鱼去鳞、腮和内脏，洗净切块；30 克山楂、30 克山药洗净；起油锅，放姜爆香，再下鱼块稍煎，取出备用；将全部材料装入锅中，加清水适量，以大火煮沸，再改小火煮 1~2 小时，调入少量盐、味精即可。鲫鱼药用价值极高，可补虚弱、温胃进食等；山药滋阴养脾；山楂具有消食化积之效，是消食健胃的好帮手。饮服此汤可促使食欲不振者恢复好的胃口。

多吃富含膳食纤维的食物

粗杂粮中富含 B 族维生素和膳食纤维。其中 B 族维生素可以促进胃肠蠕动，帮助食物消化；而膳食纤维可以增大食物残渣的体积，使粪便快速排出。除了粗杂粮外，绿色蔬菜、萝卜、薯类都是富含膳食纤维的食物。

其他

也可以服用一些健脾开胃的药，如保和丸、健脾丸等。不要吃不容易消化的食物如豆类，少吃含淀粉的食物。少食多餐，定时进餐，不要吃过于坚硬和不消化的食物。增加运动量可以帮助食物的消化，促进食物代谢，可缓解食积的症状。

黑眼圈与子宫瘀血

脾主运化，脾虚则气血不足、血液运行不畅，就容易导致血瘀，造成黑眼圈和子宫瘀血？怎样判断你的子宫是不是有瘀血？子宫瘀血怎么办呢？本节就来一一介绍。

疾病症状及病因

黑眼圈多为睡眠不足，眼疲劳，组织血管供氧不足，血管中代谢废物积累过多，造成眼部色素沉着而形成的，但是这些随着睡眠质量变好会逐渐减轻黑眼圈症状，而女性如果有月经不调病症时，眼部也会出现黑眼圈，并且不会随着睡眠质量提高而有所改善，只是在经期结束会有所减轻。

而当子宫有瘀血，眼圈会发黑，且不会随着经期结束而减弱，反而由于身体处于血瘀状况而黑眼圈越来越重，消散不去。子宫瘀血多由伤害子宫行为造成，比如切割子宫肌瘤、流产等都容易造成瘀血，此外，血瘀体质之人也容易形成子宫瘀血。

瘀血多表现为疼痛，中医讲"通则不痛，痛则不通"，有瘀血停留在体内，脉络不通而致疼痛，其疼痛特点为痛如针刺、疼痛拒按，在晚上疼痛会加重。其次是肿块，血在局部凝聚，日久不散，即成肿块。外伤后的血肿即是瘀血形成的，其次囊肿、肿瘤、皮肤瘀斑也是瘀血肿块的另一种说法，瘀血如果长时间不能消除，则精血不能濡养肌肤、经络而致皮肤僵如皮革，面色暗黑无光。

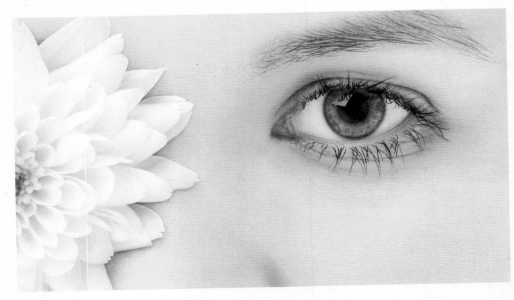

木耳山楂排骨粥

将 40 克木耳切块，90 克山楂切块；砂锅中注入清水烧开，倒入 150 克大米，搅散，加入 300 克排骨，拌匀，淋入 8 毫升料酒，搅拌片刻，煮至沸腾，倒入木耳、山楂、80 克黄花菜，拌匀，用小火煮 30 分钟，至食材熟透，放入 2 克盐、2 克鸡粉、少许胡椒粉，拌匀调味；将粥盛入碗中，撒上葱花即可。本方具有补益血气、活血祛瘀的作用。

红花白菊粥

将 150 克大米洗净，用清水浸泡半小时；取一砂锅，往砂锅中注入适量清水烧开，倒入洗好的大米，搅散，小火煮至熟透；揭盖，放入 8 克红花和洗净的 10 克白菊花，用小火煮约 3 分钟，直至锅中药材析出有效成分；加入 15 克白糖，续煮片刻，至白糖完全溶化即可。本方具有活血祛瘀、清热消炎之功效。

避免过早过多生育

部分女性在生产中、手术后伤害到子宫，容易形成血瘀。除了分娩，流产或手术损伤子宫之后引起血瘀的情况也不少见。因此，在平时生活中，应做好自身的防护工作，尽量避免有可能导致流产或需手术的意外。

产后女人多气血亏虚

女人在生产的时候会大伤元气，气血亏虚。如果产后不注意补气养血，就会落下气短乏力、怕冷、腰背疼痛等病根。所以，产后调理对于生产的女性来说至关重要。

疾病症状及病因

女人在产后如果没有注意调理身体，往往就会落下一系列病根，无论是剖腹产、顺产还是流产，若产后没有做好调理，均有可能出现产后体虚，剖腹产及流产则出现的概率更大一些。

女人产后多见身体突然变得虚弱，包括气血虚弱、气短乏力、怕冷、易疲劳，腰背下腹部酸痛难耐，甚至全身怕冷。更甚者还会导致产后月经期不规则，月经量不正常，睡眠不好，易受惊吓，多梦。容易感冒咳嗽，反复鼻炎、咽喉炎，反复患有口腔溃疡等。

女性一般在产后都要好好调理身体，但是也会出现"虚不受补"的情况，即身体无法消化补品，反而有生疮、口腔溃疡等表现。中医认为，脾统血，当脾胃功能虚弱的时候，就无法将食物转化为气血津液，人体就会感到比较虚弱。

所以产后血亏，血亏则气虚，而"气为血之帅"，气虚时机体动力不足，无法将营养送达全身，气虚应先健脾，脾气充足时气血就会旺盛，肌肉和四肢就能得到滋养，全身的气血循环就会顺畅，之后进食的温补之品才能得以消化吸收，发挥其应有的作用。

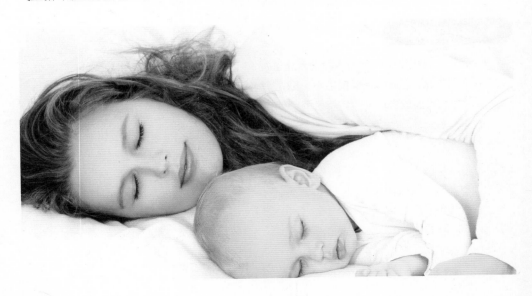

鹌鹑淮山杜仲汤

锅中注清水烧开，放入鹌鹑肉，淋入料酒拌匀，大火煮约1分钟，氽去血渍，捞出鹌鹑肉，沥干水分，待用；砂锅中注入清水烧开，倒入100克鹌鹑肉、10克姜片、10克杜仲、20克红枣、少许淮山片，淋入5毫升料酒提味，煮沸后用小火煲煮约40分钟，至食材熟透，加入盐、鸡粉，拌煮片刻，至汤汁入味；关火后盛出煮好的汤，装入碗中即成。本方具有健脾益气补血之功效。

当归黄芪牛肉汤

将牛肉切丁，入清水中氽，砂锅中注入清水烧开，倒入240克牛肉丁，放入姜片、葱花各少许，当归、黄芪各7克，再淋入料酒10毫升提味，煮沸后用小火煮约60分钟，至材料熟透，加入盐、鸡粉各2克，拌匀调味，用中火续煮片刻，至汤汁入味，关火后盛出煮好的牛肉汤，装入汤碗中，撒上葱花即成。本方具有滋补身体、补血调经的功效。

戒房事

女性产后三个月以内应避免房事。产后不要急于再次怀孕，时间应间隔半年以上，使子宫得到完全恢复，全身的气血得以充盛后再行怀孕，否则身体尚未完全恢复就怀孕容易导致流产的再次发生，对身体造成伤害。

生活习惯

勤换衣、勤洗澡，特别要注意阴部清洁，防止病菌感染。衣着应宽大，腰带不宜束紧。调整作息时间，适当运动，保证充足的睡眠。避免熬夜，作息要规律。调整工作状态，避免工作压力过大。

月经不调

脾虚容易导致血液循环不畅、气血亏损，造成女性月经不调。如果是由于脾虚所致月经不调，就需要在日常生活中注意调养脾胃。只有脾胃正常，才能气血充足，摆脱月经不调的困扰。

疾病症状及病因

中医认为脾是一个非常重要的器官，其可以促进消化功能和全身系统的正常运行，而人体一旦出现脾虚的问题就会给身体造成一系列的影响。特别是对于女性而言，脾虚也会引起女性月经不调，因为脾虚，人体的血液循环就无法正常，致使血液瘀积，更有可能影响到女性的月经。当然，并不是所有的月经异常都是由脾虚引起的。

月经与五脏的关系都很密切，只有五脏安和，才能气血安和，经事如期。与月经关系最紧密的是肾脏、肝脏和脾脏，因此临床上把月经失调主要分为肾虚型、肝郁型和脾虚型三大证型。

肾虚型，久病多产伤肾，导致部分女性出现月经延后、月经量少、腰膝酸软、眼眶发黑、脱发、尿频等症状。

肝郁型，女体属阴，血常不足，心神柔弱，不耐情伤，且妇女多内向深沉，多思、多虑、多郁。长期精神焦虑、抑郁、惊恐等不良心理作用于机体，会导致内分泌失调，引发月经失调。

脾虚型，脾胃功能的好坏是月经调顺的根本。脾胃不好的患者往往因饮食不佳、气血不足而出现月经失调，通常表现为月经量少、月经延后、色淡质稀、腹部胀满、头晕乏力等。

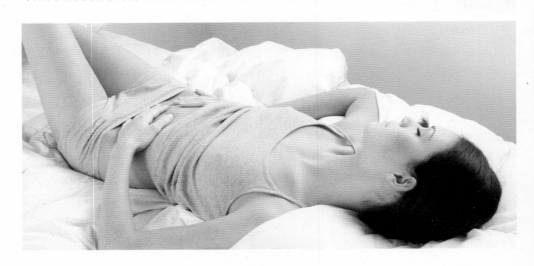

当归乌鸡墨鱼汤

将 200 克墨鱼块、350 克乌鸡块入清水中汆，待用。砂锅中注入清水烧开，放入鸡血藤、黄精各 20 克，15 克当归，姜片、葱条各少许，倒入墨鱼块、乌鸡块、14 毫升料酒，烧开后用小火煲煮约 60 分钟，至食材熟透，拣去葱条，加入盐、鸡粉、胡椒粉调味，用中火搅拌片刻，至汤汁入味；关火后盛出煮好的墨鱼汤即可。本方具有气血双补、调经止痛之疗效。

清炖羊肉汤

将 150 克白萝卜切段，羊肉块入清水中汆。砂锅中注入清水烧开，倒入 350 克羊肉块、120 克甘蔗段、20 克姜片、20 毫升料酒，烧开后用小火炖 1 小时，至食材熟软，倒入白萝卜，拌匀，用小火续煮至白萝卜软烂，加入 3 克盐、2 克鸡粉、2 克胡椒粉调味，用中火续煮片刻，拌匀，使食材入味；将煮好的羊肉汤盛入碗中即可。本品具有补气调经之功效。

适当休息

情绪的变化对女性的月经有很大的影响。心情抑郁、急躁易怒等负面情绪会使血行不畅，发生月经过多、痛经、闭经等疾病。女性长时间劳作，会导致阴血暗耗，气血亏虚，造成月经不调。但长时间安逸过度，也会使气血运行不畅，造成月经不调。

防止受寒

注意经期防寒避湿、切勿冒雨涉水。夏季不宜长时间吹空调，因为夏天天气较热，人的毛孔全部开放，很容易着凉受寒而患伤风感冒和发生经血少、月经不规则以致停经等月经紊乱的情况。

宫颈疾病

宫颈疾病是常常困扰女性的顽固性疾病，很容易反复发作，不易根治。其实宫颈疾病反复发作与脾虚有极大的关系。由于脾虚，女性体内寒湿排不出去，便逐渐发展为慢性宫颈炎等疾病。

疾病症状及病因

宫颈糜烂实际上是一种正常的慢性子宫颈炎。宫颈受到细菌的侵扰，覆盖在子宫颈阴道部表面的鳞状上皮坏死、脱离，柱状上皮开始增生，并向子宫阴道部鳞状上皮的缺损处延伸，覆盖在创面上。由于柱状上皮较薄，黏膜下方充血的毛细血管明显易见，颜色鲜红，所以肉眼看上去好像糜烂了一样。

白带是女性阴道的正常分泌物，是带黏性的白色液体，由前庭大腺、子宫颈腺体、子宫内膜的分泌物和阴道黏膜的渗出液、脱落的阴道上皮细胞混合而成。一般来说，月经中期的时候，白带会增多，稀薄透明；排卵期后，白带又变黏稠，混浊而量少；在经前及孕期，白带均有所增多。因为白带是要通过子宫排出的，所以子宫的状态也能从白带上反映出来。严重的，比如子宫颈癌，白带很早就会带血，特别是在性交或者用力排便之后，这时常是子宫颈癌的首发症状，但是这种情况也会出现在子宫颈有慢性炎症时，即"宫颈糜烂"。

不管是吓人的"宫颈糜烂"，还是"慢性子宫颈炎"，都会出现白带的问题，一般是白带多、有异味。如果看中医，他们往往将之归为"湿重"的范畴，但湿重是标，脾虚是本。脾气虚了，就给寒湿的入侵提供了可能，身体又无力祛湿，日久就成了"湿重"。

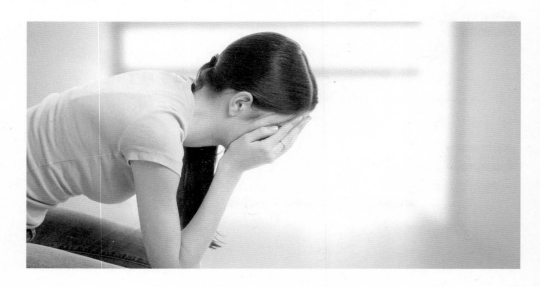

莲肉乌鸡粥

将 1 只乌骨鸡洗净，再将莲肉、白果、粳米各 15 克，胡椒 30 克药放入鸡腹内；将处理好的乌骨鸡放入砂锅内煮烂熟后空腹食用。本方具健脾利湿止带的功效，适用于脾虚型，可以促进宫颈糜烂患者的恢复。

鱼腥草煲猪肺

首先，取 60 克新鲜的鱼腥草，备好 200 克左右的猪肺，然后把猪肺切成小块，并用手挤压进行清洗。再将鱼腥草和猪肺放入盛满清水的锅里，大火煲 90 分钟，之后加入适量的盐即可食用。从中医上来说，出现宫颈糜烂的患者大部分都是因为体内有热毒所引起的。本方能将患者体内的热毒及时清除掉。

饮食注意

饮食应清淡可口，忌吃辛辣和刺激性食物，多吃蔬菜水果，少吃甜食等，注意禁食桂圆、红枣、阿胶、蜂王浆等热性、凝血性和含激素成分的食品。

注意个人卫生

男女双方注意性生活卫生，每次同房前，养成清洗外阴的习惯。女方每天应清洗外阴和换洗内裤，月经用品要干净卫生。配偶包皮过长、包皮内及冠状沟内的污垢，是导致女方宫颈糜烂的重要因素。

避免过早开始性生活

青春期少女，身体各处器官尚未成熟。阴道壁黏膜等在性行为中极易受伤，易受到外来病菌的侵入而感染。而宫颈的鳞状上皮在青春期是没有发育成熟的，过早性行为会导致鳞状上皮受损、脱落，引起局部炎症，诱发宫颈炎。

痛经

痛经是女性普遍的现象，特别要注意的是痛经分为两种，一种是生理性痛经，疼痛可以忍受，无须干预，而另一种则是病理性痛经，疼痛难忍，常需要对症治疗。脾不好常会使痛经加剧，给女性带来巨大困扰。

疾病症状及病因

脾虚会导致气血虚若，从而导致痛经，具体有以下两种原理：一是脾胃虚弱，营养的吸收及运用不足，从而气虚血少，经行血泄，冲任气血更虚，胞脉失于濡养，"不荣则痛"，所以会引起痛经；二是脾虚气弱，血行不畅，月经时气血下注冲任，胞脉气血更加壅滞，"不通则痛"，所以会引起痛经。

引起痛经的原因还有子宫内膜异位。子宫内膜异位症是指内膜细胞种植在不正常的位置而形成的一种女性常见妇科疾病。由于异位内膜亦受月经周期中卵巢激素的影响而增厚、出血，但不能引流而刺激周围组织，从而引起子宫收缩，导致很严重的痛经。子宫内膜异位症对女性的危害严重，临床上患者普遍长期月经不调、痛经、性交疼痛等，更为严重的是导致患者不孕。故如果出现痛经状况比较严重，一定要注意并及时去医院诊断治疗。

其他痛经原因

肾气亏损：先天肾气不足，或房劳多产，或久病虚损，伤及肾气，肾虚则精亏血少，冲任不足，经行血泄，胞脉失于濡养，"不荣则痛"，故使痛经。

气血虚弱：体虚弱，气血不足，或大病久病，耗伤气血，胞脉失于濡养，"不荣则痛"，故使痛经。

气滞血瘀：性抑郁，或忿怒伤肝，肝郁气滞，气滞血瘀，或经期产后，余血内留，蓄而成瘀，瘀滞冲任，血行不畅，经前经时气血下注冲任，胞脉气血更加壅滞，"不通则痛"，故使痛经。

寒凝血瘀：经期产后，受寒邪，或过食寒凉生冷，寒客冲任，与血搏结，以致气血凝滞不畅，经前经时气血下注冲任，胞脉气血壅滞，"不通则痛"，故使痛经。

扁豆鸡丝

分别将 100 克扁豆、20 克红椒、180 克鸡胸肉切丝；鸡胸肉丝放调味料腌渍 10 分钟至入味；扁豆丝、红椒丝入清水中焯；用油起锅，倒入葱姜蒜爆香，倒入鸡胸肉丝炒松散，淋入料酒 3 毫升，炒至变色，倒入扁豆丝、红椒丝炒匀，放盐调味。本方具有通经止痛之功效。

无花果牛肉汤

将 100 克牛肉切成丁，装入碟中，待用；汤锅中注入清水烧开，倒入牛肉，搅匀，煮沸，撇去锅中的浮沫，倒入 20 克无花果、姜片少许，拌匀，用小火煮 40 分钟，至食材熟透，放入盐、鸡粉各 2 克，搅匀调味；把煮好的汤盛出，装入碗中，撒上少许葱花即可。本方具有滋阴补气、通经止痛之功效。

注意卫生

经期要注意卫生，每晚用温水清洗会阴部，避免细菌引起炎症，导致痛经。房事过于频繁使子宫过度收缩，子宫缺血缺氧而发生痛经。注意节制房事，注意性生活的卫生。

加强锻炼

久坐办公室的女性可每天扭动腰部，或用手按摩腹部来疏通经脉，使血脉通畅，从而减轻月经带来的不适。生活上劳逸结合、保证充足的睡眠时间对防止痛经也是有帮助的。

经期保暖

女性在经期要特别注意腹部保暖，这对缓解痛经是有好处的。尤其是在经期要注意不要冒雨涉水、坐卧湿地等，以防止寒邪客于下焦，侵入胞宫而致小腹冷痛，痛经加重。

怕冷又怕热

中医一般将怕热的人归为阴虚体质，怕冷的人归为阳虚体质。这是两种截然不同的体质，所对应的养生方法也不同，而还有一种人是既怕冷又怕热，这种人多因为脾气虚，遇冷怕冷，遇热怕热。

疾病症状及病因

中医分阴虚和阳虚，阴虚的人怕热，阳虚的人怕冷，这是判别阴阳体质的关键点之一。而既怕冷又怕热的其实就是属于脾气虚。

既怕冷又怕热是因为身体建立的与外界的"隔离带"不够宽大，这个隔离带和脾气有关，脾不虚的时候，肺气也不虚，脾肺竖起一道宽的隔离带，耐热抗寒，反之则汗多，易感冒，冷热不耐。

气虚的人，夏天很难过，甚至会比其他人更容易中暑，可能站着站着就晕过去了。中暑，就是天气太热，身体消耗太大，伤津耗气的结果。除此之外，你的舌质胖，有齿痕，疲劳，心慌，大便不成形，次数多，月经时间长等都与脾虚有关，可能由于体质因素或者脾虚日久，还有些向阳虚转变的趋势，故还出现了夜尿多。

气虚的人在入夏之前和入秋之前，都应有所调理。"冰冻三尺，非一日之寒"，气虚体质之人也不能立刻改善体质，只有在日常生活中多加调理，注意饮食，才能逐渐改善体质，恢复健康。

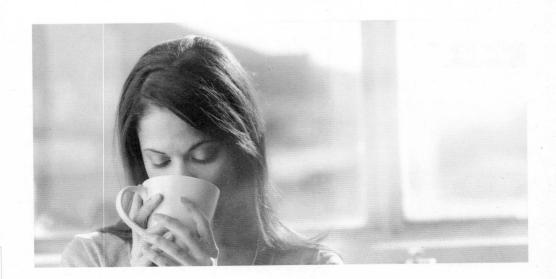

多吃甘温补气食物

人参、党参、白扁豆等中药具有补气的功效，用这些中药和具有补气的食物做成药膳，常吃可以促使身体脾气的生长。

少吃寒凉耗气食物

不吃或少吃荞麦、柚子、柑、金橘、橙子、荸荠、生萝卜、芥菜、砂仁等。

女性注意气血双补

平时可常吃红枣、南瓜，多喝一些山药粥、鱼汤等补气的食物，女性在注重补气的时候，也要注意补血，以达到气血平衡。

避免风寒

气虚者最重要的是避免虚邪风，坐卧休息时要避开门缝、窗缝，从缝隙吹进来的风在人松懈慵懒的时候最伤人。

经络调养

气虚体质养生所用主要经络和穴位有任脉的中脘、神阙、气海，督脉的百会、大椎，足太阳膀胱经的风门、足三里。可以选择 1 ~ 2 个穴位，进行按摩、艾灸均可。

锻炼身体改善体质

脾虚体质的人适合做一些缓慢的有氧运动，注意劳逸结合，可以选择慢跑、散步、优雅舒展的民族舞、瑜伽或登山等运动。

便秘

人们一说到便秘，多认为是胃肠道出了问题，但是针对胃肠道进行调理后却并不能改善症状。其实，除了胃肠道功能障碍会引起便秘，脾肾不好也会导致便秘。那么便秘和脾有着怎样的关系呢？

疾病症状及病因

随着人们饮食结构的改变，食物越发精细化，生活节奏加快，精神压力增大，而体育运动明显减少，致使便秘的发病率呈上升趋势。中医学认为，导致便秘的原因有很多，肺脾肾功能异常都会出现便秘，但是生为后天之本，主司运化的脾在各种便秘中总是难辞其咎。

肠道好像一条河流，粪便是河流里的小船，如果河流顺畅，则大便正常。各种原因导致小船在河流里搁浅，最后的表现就是便秘。小船在河中航行的动力源于气，脾为气血生化之源，当脾虚时小船的动力来源就减少了，运行速度也就降低，甚至停止，出现便秘，这种情况叫作"气虚便秘"，主要表现为排便无力，老年人、久病卧床的人多见。

再如，河道的通畅与否，与其平日的养护工作有关，肠道的濡润通利也是需要充足的血液供养的，因此血虚的人就会因肠失濡养而出现便秘，此时"气血生化之源"的脾便要承担主要责任，这种情况叫作"血虚便秘"，主要有便秘与血虚的表现同见。需要以补脾益气养血为主要原则，应用健脾益气、养血补脾的药物进行针对性的调理。

需要提醒的是，便秘不能只吃泻药，久用泻药会使便秘症状逐渐加重。

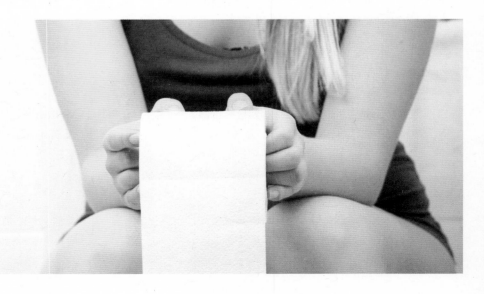

火麻仁粥

将 50 克大米泡发洗净；15 克火麻仁去杂质，洗净，沥水备用；锅置火上，加清水适量，放入大米，用大火煮开，撇去浮在表面的泡沫；加入火麻仁，改中小火煮至粥稠，加盐拌匀即可。火麻仁质润多脂，能润肠通便，又兼滋养补虚之效；大米可补中益气、健脾养胃；因此，食用火麻仁粥，既可改善便秘状况，又能增强体质。

薏米煮土豆

将薏米洗净，去杂质；土豆去皮，洗净，切 3 厘米见方的块；姜拍松，葱切段；将薏米、土豆、姜、葱、料酒同放入炖锅内，加清水，置大火上烧沸；转文火炖煮35 分钟，加入盐、味精、芝麻油即成。薏米、荷叶都具有健脾利湿、大益肠胃的功效，能促进体内血液和水分的代谢；土豆可缓急止痛，通利大便。

高纤维食物

膳食纤维本身不被吸收，能吸附肠腔水分，从而增加粪便容量，刺激结肠，增强动力，促进排便。含膳食纤维丰富的食物有麦麸或糙米、蔬菜等。

补充水分

多饮水，建议每天饮水可在1 500毫升以上,使肠道保持足够的水分,有利粪便排出。

多吃果胶食物以及产气食物

果胶食物有很多，例如，苹果、香蕉、柑橘、胡萝卜以及卷心菜等，能够很好地起到软化大便的作用，有效地减少便秘的情况；产气食物也就是服用之后能够促进身体产生气体的食物，常见的就有豆类食物、黄瓜、萝卜以及马铃薯等。体内的气体增加之后，肠内就会鼓胀，这样能够有效地增加肠道的蠕动情况。

Part 3

养脾有方：
摸对"脾"气

脾主运化，即对食物输送消化，
故而养好脾才能拥有健康与美丽。
不过脾也有自己的习性，
只有了解脾的特点，抓住"脾气"，
重视良好生活习惯的养成，
才能更好地养脾健脾。

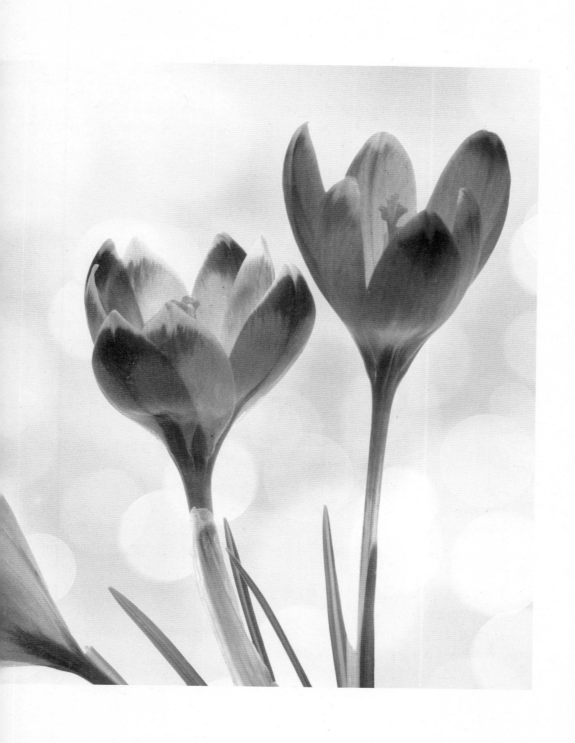

哪些生活方式最伤脾

中医所讲的脾，并不是西医解剖学中的脾脏，而是概括了胃、小肠、大肠等器官的综合功能。脾在五行中属土，是人体气血的"生产工厂"，生理功能为"主运化"，就是将食物消化成为营养物质（也就是气血），并将其运送到全身各处。脾胃健康，才能吃得香、消化好。然而生活中有一些生活方式很容易伤脾。

不吃早餐

俗话说，早饭要吃好，午饭要吃饱，晚饭要吃少，就连妈妈们在电话里反复叮嘱的也是"记得吃早餐啊"！这就说明了吃早餐的重要性。可是现在的年轻上班族，由于工作繁忙，生活习惯不佳，晚上睡得晚，早上赖床不想起，勉强起床后收拾收拾就要上班迟到了，于是总来不及好好吃早餐就急急忙忙出门了。

不吃早餐很容易伤害你的脾胃！身体在经过一夜的休息后，体内的营养大部分被消耗，如果不吃早饭，及时补充，就不能为一上午忙碌的工作供应能量。长期不吃早饭，血糖浓度得不到及时补充，上午可能会出现头晕心慌、四肢无力的症状，还会导致血容量减少、血液黏稠度增高。

不吃早饭不仅对一天的工作有影响，而且对脾胃的伤害很大。人体的生物钟会在早上时段分泌胃酸，而不吃早餐，胃内胃酸含量过高，没有食物来中和，容易引起胃黏膜的损害，长期的胃酸分泌过多会导致胃炎，更严重的会出现胃溃疡。

不吃早饭还会造成胃肠反射功能失调，造成便秘。消化系统的生物节律发生改变，促使胃肠蠕动和消化液分泌发生变化。

为了好好保护脾胃，就为自己准备一份早餐吧。香甜的米粥搭配可口的面包，或者一碗筋道爽滑的面条，让你新的一天从幸福开始。

饮食生冷

现在的年轻人喜欢以"吃货"自居，把"唯爱与美食不可辜负"奉为信条。确实，吃东西的过程是一种享受。感受到味觉的刺激，缓解饥饿后的舒畅，甚至还包括发泄情绪的畅快。然而，只追求享受的饮食，可能会损害你的脾胃呢。

大夏天，天气燥热，蝉鸣充斥在整个空间，焦灼的马路上，车辆来来往往，你大汗淋漓，大口呼着气，这时候一片片冰凉的西瓜或者一杯杯清凉的冷饮，一定会让你感到仿佛找到救命稻草，于是开始狂吃狂饮。

中医表示"胃喜暖而恶寒"，食用生冷食物会影响脾胃。

在炎热的夏天，大量出汗后食用冰凉的西瓜，这些食物在进入我们体内后会刺激胃肠道黏膜，胃肠道的保护功能减弱，胃酸胃蛋白酶的侵袭作用加强，导致胃肠道黏膜受到损伤，出现糜烂，最终导致慢性胃炎。

还有很多人在剧烈运动后习惯大量饮用冰水冰饮料，这对脾胃伤害很大。剧烈运动后，身体的血液大量集中在四肢，胃肠道血液较少，喝下的冷饮强烈刺激胃肠道，使胃肠道血管进一步收缩，影响食物的消化，甚至引起人体恶心呕吐。

中医认为，人体胃气充盈，身体自然健康，即使患有疾病，也比较容易康复。无论什么天气，常喝热饮对健康都较有裨益。首先，喝热饮具有养护人体胃气的作用。对于脾胃虚寒的人来说，更要常喝热饮，避冷饮。即使脾胃功能正常，也不应该频繁摄入大量冷饮，尤其是应避免早晨空腹喝冷饮。

为了脾胃的健康，我们应该注意少食用生冷食品，特别是有胃肠道疾病的朋友更应该加以注意。养好自己的脾胃，才能享受更美好的生活。

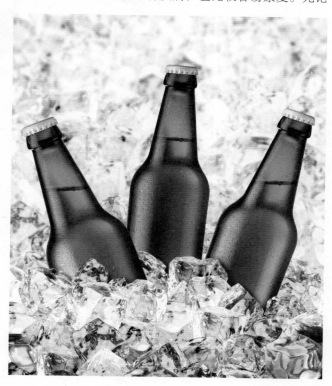

暴饮暴食

现代人的生活节奏越来越快，经常要参加宴会，例如，岁末年初，宴请、聚餐的机会增多，一到这样的场合，就会暴饮暴食。因此暴饮暴食成为一种常见的"节日综合征"。

还有些女性，在生活中压力大，心理比较脆弱，遇到工作、情感、家庭等方面的困难，就会有情绪问题。一不开心就喜欢通过饮食来缓解，一难过就开始暴饮暴食。

暴饮暴食是一种很伤脾胃的习惯。

正常的饮食消化过程是这样的：人进食后，首先食物通过口腔的咬碎、咀嚼后咽入食管，再推入胃内，在胃中，食物与胃内容物彻底混合、储存，成批定量地经幽门输送达小肠。小肠内壁表面存在环形皱褶，在多种消化液的辅助下，营养物质在小肠被完全充分地吸收，最后形成的食物残渣在大肠停留1~2天，吸收掉每天1 500~2 000毫升的剩余水分，经肠蠕动，将其以粪便的形式排出体外。

暴饮暴食，通常伴随食速太快，会使消化消化系统正常的节时间内需要大量消化器官负担。饱餐了，这样饥一顿饱够和规律的时间来系列问题。

暴饮暴食后恍惚、肠胃不适、严重的会引起急性长期下去，还会导就会出现顽固性的大到了中年以后基本上就把夹的体质就出来了。

食速过快、狼吞虎咽、风卷残云。功能受到损伤，还会打乱律。暴饮暴食还会在短化液，明显加重附属消一顿后，下一顿就不吃一顿的，胃肠道没有足起作用，更是会引起一

会出现头晕脑涨、精神胸闷气急、腹泻或便秘，胃肠炎，甚至胃出血。致肥胖。随着年龄增长，便难、大便黏、大便烂。脾给拖累坏了，气虚和痰湿间

要注意防止暴饮暴食，平时我们就要习惯细嚼慢咽，这样能促进消化吸收，减轻胃肠道的负担。细嚼慢咽更会让你越吃越瘦。

情绪不稳

脾志在思，忧思伤脾。如果一个人常常忧愁焦虑，情绪低落，脾胃将受到影响。

女性通常都比较感性、敏感，内心比较脆弱。生活中有很多困难、很多压力，也有很多挑战要去面对。要为了梦想奋斗，为了家庭付出，还会有情感困扰，一旦生活中的种种达不到预期，就容易伤心难过。

在人情绪不稳，处于情绪低落的状态时，身体的能量就集中到脑部和肌肉中去缓解压力，用于胃肠道消化的能量就减少，会出现脾胃呆滞、运化失常、食欲减退、消化不良、腹部不适、头晕目眩等症状。所以想想你有没有出现过这样的情况：在你很烦恼、很忧愁的时候，一点都没有食欲，根本吃不下饭，什么事都不想做。

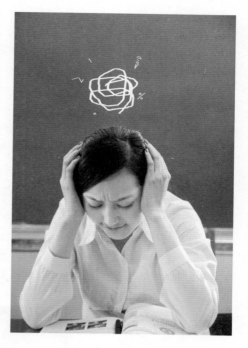

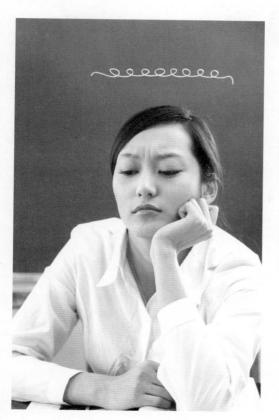

性格内向、思虑太过的人通常对外界的抵抗能力较弱，容易缺乏安全感，出现焦虑烦闷等负面情绪，变得情绪不稳，进而忧思伤脾，影响消化系统的功能。

张仲景有一句名言："见肝之病，知肝传脾，当先实脾。"意思是肝不高兴、不舒服，会第一时间找脾出气，进而伤脾。我们都知道，生气、郁闷容易伤肝，进而伤脾胃。

通常来说，适当的思考对人体没有太多负面影响，但是忧思太过就会影响机体正常生理活动。为了我们的身体健康，我们应该避免思虑过度，减少忧愁烦恼，用开阔乐观的心态来面对生活，积极快乐才是最佳的生活状态。遇到烦恼的时候，唱唱歌，跑跑步，放下压力，潇洒继续前进，相信未来还是很美好的。快乐是一天，不快乐也是一天，为什么不天天快乐呢？

过度治疗

人活着都会有点病痛。随着医疗事业的发展和医疗常识的普及，老百姓有个小病小痛的都会自己去药店买药吃，及时缓解不适症状。这样做确实方便了很多，头痛医头，脚痛医脚，但是过度吃药，有可能给身体造成影响。

滥用药物会破坏脾胃的平衡。

水杨酸类药物会损伤胃黏膜，降低黏膜的抵抗力，刺激胃酸的过度分泌，可引发溃疡病。还有一些泻药，虽然短时间内能解决便秘问题，但是长时间使用会造成胃肠功能紊乱，甚至引发胃肠黏膜病变。还有一些儿童用药，也是需要注意的，儿童体质特殊，短时间内大量用药甚至可能引起小儿恶心呕吐等症状。

凡是清热、解毒、凉血之类性质苦寒的中药以及西药的抗生素之类，不能多用、久用、常用，应该中病即止，邪去即停；更不能预防性服药或者当作保健品，否则"苦寒伤中败胃"。

是药三分毒，吃药时我们一定要根据自己的实际情况。在缓解症状时，要适量用药，决不能过度治疗。保护好自己的胃肠道，保护好自己的健康。

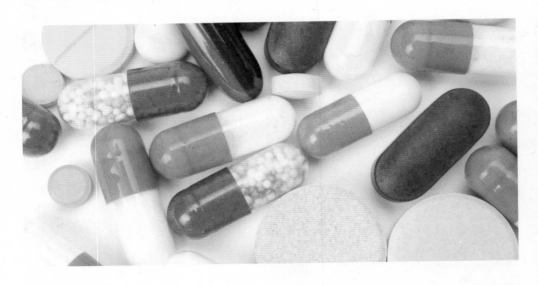

久坐不动

常言说"久坐伤肉"，伤肉就是伤脾。

现代人的工作模式，大部分就是上班整天坐着，对着电脑，缺少运动。每天8个小时，除了手指，身体其他部位都得不到锻炼。

脾、肌肉、四肢是重要的能量代谢渠道。久坐会令肌肉松弛无力，严重影响能量消耗，造成能量富余淤积，反过来拖累脾脏。脾脏的运化功能减弱，身体的元气就会损害。

平时在上班时，工作一段时间就要站起来走动走动，活动一下筋骨。老年人在锻炼时，要适当结合运动机械，专门锻炼以强壮四肢肌肉。还要经常散步，多做有氧运动，以健脾胃。

疲劳过度

在媒体报道中，我们常看到关于工作疲劳过度而猝死的新闻。这说明劳累过度的现象在我们生活中很常见。

过度疲劳是指由于工作时间过长、劳动强度过大、心理压力过重导致精疲力竭的亚健康状态。现在年轻人的状态就是生活压力大，工作忙碌不堪，家庭负担重。这重重压力压在现代人的身上，常常会让人觉得很疲惫。过度劳累伤脾胃，脾胃不能运化物质，紧跟着就会出现脾胃的毛病，于是好多人的身体状态不是太瘦就是虚胖。

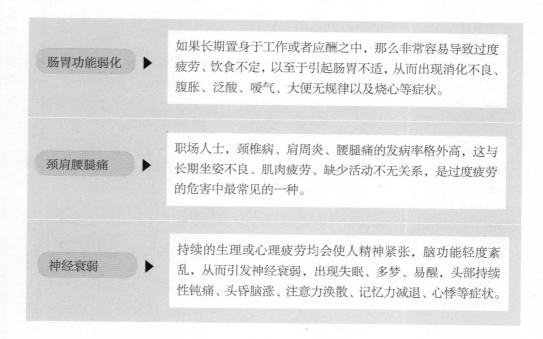

肠胃功能弱化 ▶ 如果长期置身于工作或者应酬之中，那么非常容易导致过度疲劳、饮食不定，以至于引起肠胃不适，从而出现消化不良、腹胀、泛酸、嗳气、大便无规律以及烧心等症状。

颈肩腰腿痛 ▶ 职场人士，颈椎病、肩周炎、腰腿痛的发病率格外高，这与长期坐姿不良、肌肉疲劳、缺少活动不无关系，是过度疲劳的危害中最常见的一种。

神经衰弱 ▶ 持续的生理或心理疲劳均会使人精神紧张，脑功能轻度紊乱，从而引发神经衰弱，出现失眠、多梦、易醒，头部持续性钝痛、头昏脑涨、注意力涣散、记忆力减退、心悸等症状。

脾是气血生化之源，而气血是生命之本。过度劳累致使气血不足，就会累及脾胃，造成脾虚。长期过度劳累致使气血严重亏损到无以为继的时候，生命之火就熄灭了。

要改变这种状况，上班族就要学会劳逸结合，学会合理安排自己的时间，该工作时工作，该休息时休息。只有学会放松自己的身心，学会调整自己的生活状态，生活才会更好，才会更健康。

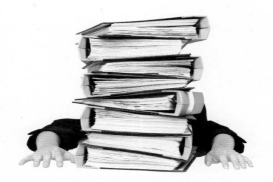

吸烟酗酒

有的人长期吸烟，一起床就来一根，一天下来一两包烟，吞云吐雾的状态，很是享受；有的人过度酗酒以缓解压力，可吸烟酗酒严重影响健康。

抽烟是一种不良的生活习惯，烟雾中的尼古丁可直接损伤胃黏膜，导致胃黏膜小动脉收缩，胃黏膜缺血、水肿，促使胃酸分泌增多。煤焦油等物质在胃内的吸收过程中会直接破坏黏液层的完整性，促使胃酸分泌增多。吸烟会直接加重胃炎、溃疡病的病情。吸烟还影响胃黏膜合成前列腺素。前列腺素能使胃黏膜微循环血管扩张，改善胃的血液循环，对保护胃黏膜的完整性有重要作用。一组临床试验表明，吸烟患者的胃病治愈率为 63%，而不吸烟患者的治愈率为 90%。吸烟还会引起呼吸系统的病变，造成末梢血管阻塞，甚至引起孕妇流产、胎儿畸形。

"早酒伤胃，宿酒伤脾"，酒对脾胃的伤害也不容小觑。酒精（乙醇）属于有机溶剂，酒精对食管和胃黏膜的损害很大，长时间饮酒或者过量饮酒会影响我们的肠胃功能，造成胃黏膜糜烂，容易导致胃炎、胃溃疡，还可直接造成胃黏膜损伤。空腹饮酒对胃的损伤更加严重，胃镜检查显示空腹饮酒会导致胃黏膜充血水肿，甚至糜烂和溃疡形成，严重者还会发生黏膜出血等。长期饮酒的人，因酒精和饮食结构的不同，可使胃内酸性环境发生变化。由于细菌的繁殖，亚硝胺类物质增多，可能引起胃癌或加速溃疡恶变。

抽烟饮酒伤脾胃，为了保护好脾胃健康，也为了身边的亲人朋友的健康，应该不吸烟、少饮酒。

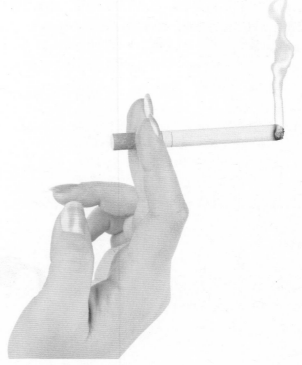

脾胃同源，养胃就是养脾

在西医中，脾胃代表的是不同的器官，具有不同的功能；而在日常养生中，我们老百姓总说要养脾胃，可见在中医里，脾胃的关系非常密切。

在中医学中，脏腑是内脏的总称，按其生理功能特点，分为五脏（心、肺、脾、肝、肾）、六腑（胆、胃、大肠、小肠、膀胱、三焦）以及奇恒之腑（脑、髓、骨、脉、胆、女子胞）。五脏的生理功能主要是化生和储藏精气，六腑的生理功能主要是受盛和传化水谷糟粕。

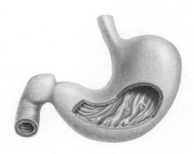

《素问》称"脾与胃以膜相连"。脾胃同居中焦，是人体消化系统的主要脏器。脾胃共为后天之本，气血生化之源，足太阳脾经与足阳明胃经在脾胃之间相互属络，故脾胃相表里。

脾主运化，即转运输送，是指脾具有把水谷（饮食物）化为精微，并将精微物质转输至全身的生理功能。胃主受纳，腐熟水谷。两者之间的关系是"脾为胃行其津液"，共同完成饮食物的消化吸收及其精微的输布，从而滋养全身，故称脾胃为"后天之本"。因脾有助胃消化的功能，故两者并称。

由于脾胃在生理上的相互联系，因而在病理上也是相互影响的，如脾为湿困，运化失职，清气不升，即可影响胃的受纳与和降，可出现食少、呕吐、恶心、脘腹胀满等症。反之，若饮食失节，食滞胃脘，胃失和降，亦可影响及脾的升清与运化，可出现腹胀泄泻等症。《素问·阴阳应象大论》说："清气在下，则生飧泄；浊气在上，则生䐜胀。"这是脾胃升降失常所致病症的病理及临床表现。

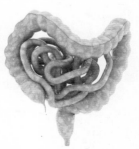

人从出生之后成长，长大以后学习、工作、娱乐等都需要大量的能量，而这些能量都要由饮食而来，但是饮食必须要由脾胃共同工作才能正常地转化为气血能量。因此我们日常养生中总是说养脾胃，其实脾胃同源，养胃就是养脾。

脾胃的"工作时刻表"

脾胃作为机体的重要器官，也有它规律的工作时间。要养好脾胃，就要把握好脾胃的工作点，这样才能最大程度地发挥脾胃的作用，也有利于身体健康。

我们人体有规律的生物节律，脾胃作为机体的重要部位，也有它规律的工作时间。按照规律进食，一日三餐按时按点，脾胃也就等同于在正常工作。

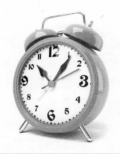

如果没有按时吃饭，或者熬夜，吃夜宵，那就可以理解成脾胃在加班。下面教你"养脾胃"时间表，帮你养护你的脾胃。

7：00	晨起一杯温开水。晨起洗漱完毕后喝半杯到一杯温开水，可以补充流失的水分，促进胃肠蠕动，帮助胃肠做好接受早餐的准备。
8：00	早餐最佳时间。早餐最好在起床后 1 小时，与午餐间隔 4 小时。为新的一天提供充足的能量。
12：00	午饭后闭目养神。午饭时间要尽量充裕，吃完后最好能闭目养神，保证血液大量流向胃肠道，使其正常工作。
16：00	加餐最保"胃"。下午如果觉得饿，可以适量补充一点点心水果，空腹容易导致胃溃疡和胃肠功能紊乱。
19：00	有胃、食管反流的人，19：00 后不要进饮食，同时饭后尽量不要躺着或坐下。餐后半小时到一个小时，散散步以助消化。
20：00	餐后 1 小时别做"沙发土豆"。饭后一直坐着不动不利于消化，而且还会引起腹部脂肪堆积，产生肥胖。
22：00	睡前尽量别进食。睡前喝牛奶并不是所有人的"养生良方"，这样会刺激胃酸和胆汁的分泌，加重胃食管反流。

脾胃为我们的身体运送养分，供给我们能量，我们也要好好保护自己的脾胃。按时按点进食，让脾胃处于正常工作状态，最大程度发挥它的功效。

养脾胃的"南北"差异

我国土地辽阔，疆域广博，不同地方气候环境相差很大。以秦岭—淮河为界，我国南北方的气候差异，决定了南北方养脾方式的差异。

以秦岭—淮河为界，南北方的气候差异还是很大的。例如，盛夏时节，北方高温干燥雨水少，而南方大部分会出现梅雨天气，闷热潮湿。由于气候不同，盛夏暑邪侵入人体，在北方容易造成"暑热"，而在南方则多是"暑湿"。寒冬季节，北方燥寒，南方则是湿冷。

我国南北方气候差异很大。中医讲究辨证论治，即是根据不同情况而改变策略。所以，地理位置不同，健脾养胃的方法自然不同。这时候调理脾胃，如果加入了具有"地方特色"的小方法，可能会取得事半功倍的效果。

我国北方天气寒冷，寒气容易侵入人体，就会出现胃部喜温喜按、得温痛减、喜饮热水等症状。这是典型的脾胃虚寒的症状，如果这时在饮食中多加入温暖脾胃的食物，如牛羊肉、板栗、桂圆、红枣等，可以助推阳气，从内温暖脾胃、滋养气血。

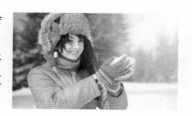

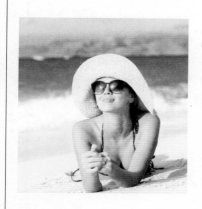

而南方地区潮湿温热，湿热进入人体后困扰脾胃，使其消极怠工，出现胃部胀满憋闷、没有食欲等症状，这时的饮食适宜加入平性食物，比如木耳、黄豆、鸡肉、苹果、石榴、山药等，它们能够增加胃肠动力，促进湿邪向体外排出，症状自然会不药而愈。粮食中的薏苡仁有很好的祛湿健脾的作用，常服对湿盛的人有很好的作用。中医认为甜食容易助湿生热，会加重湿盛，所以，南方地区的人们不宜多食用甜食。

更重要的是，如果我们在日常生活饮食中多用心思、健康饮食，会使身体从内而外源源不断地产生动力，健康生活每一天。

细嚼慢咽利脾胃

"吃得慌，咽得忙，伤了胃口又伤肠"，故而细嚼慢咽健康利脾胃，是简单又方便的养脾好方法。

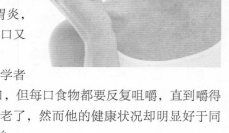

咀嚼是食物食用过程中重要的环节。经过咀嚼，食物由大变小、由粗变细，即由食物变为食物团；让口腔唾液与食物充分地混合，使食物润湿变软，以利于口腔消化活动的充分进行；咀嚼到一定程度时，把食物团输送到下一个消化器官。食物在口腔得到充分的咀嚼，口腔消化减轻了胃肠部位的负担。

不经过咀嚼的食物，一方面没浸透唾液，另一方面胃还没来得及分泌足够的胃液消化食物。为了消化还没嚼过或还没嚼透的食物，胃不得不分泌出比一般情况下多得多的消化液来完成这一艰巨的任务。如果日复一日地这样工作，胃就会因胃酸过多而患上胃炎，甚至胃溃疡。所以说，吃得慌，咽得忙，伤了胃口又伤肠。

国外医学史上曾经有这样一段记载：有一位学者根据自己的理论亲自进行试验：他每餐不过 30 口，但每口食物都要反复咀嚼，直到嚼得很细很细才咽下肚。数十年过去了，他虽然变得老了，然而他的健康状况却明显好于同龄人。可以看出，细嚼慢咽于我们的身体极为有益。

细嚼慢咽不仅能够分解食物，并有效地发挥唾液的作用，以减轻胃的工作，还可以更好地刺激位于口鼻中的感受器官。这些感受器官能够让我们更好地体味食物的质地、温度、香气和味道，从而更充分享受食物所带来的乐趣。

因此，"细嚼慢咽"是有利于养脾胃的，当然，细嚼慢咽的作用不止于此。下面一一列举细嚼慢咽的好处。

保护肠胃

细嚼慢咽可以使唾液分泌量增加，唾液是碱性的，咀嚼得越充分，分泌的唾液就越多，随食物进入胃中的碱性物质也就越多，它们可以中和过多的胃酸，平衡酸碱性，减少胃酸对胃黏膜的侵害。唾液中的蛋白质进入胃部以后还会在胃里反应，生成一种蛋白膜，对胃可以起到一定的保护作用。

有益口腔

粗嚼快咽，进餐速度过快过猛，很容易咬伤舌头和腮帮，对口腔、牙齿和牙床有所损害，甚至会引起口腔溃疡。细嚼慢咽还能充分调节口腔的生理功能，促使牙龈表面角质变化，加速血液循环，提高牙龈的抗病能力。当食物在口腔中反复咀嚼时，牙齿表面还会受到唾液的反复冲洗，增强牙齿的自洁作用，有助于防治牙病。

帮助吸收

口腔唾液中含有水分、蛋白质、淀粉酶、溶菌酶和各种电解质成分，唾液可以湿润并溶解食物，可以引起味觉并有助于吞咽。其中，淀粉酶可以使食物中的淀粉分解成麦芽糖，进行初步的消化。咀嚼充分的食物会与唾液混合成润滑的食团，便于吞咽和通过食管，不会对食管和胃黏膜造成负担。

从真正的营养学角度来看，如果只喝果汁、蔬菜汁，而不去吃水果和蔬菜也是不对的，这些食物没有经过口腔的咀嚼、加工和消化，营养成分的吸收就会大打折扣。

防病防癌

唾液有中和胃酸、修补黏膜的作用，有助于防治胃、十二指肠溃疡以及多种慢性胃炎、消化不良等。唾液腺还可以分泌对身体有益的各种消化酶和激素，它们可以促使牙齿、骨骼和肌肉变得强壮，保持新陈代谢的规律。细嚼慢咽还能促进体内胰岛素的分泌，调节体内糖的代谢，有助于预防糖尿病等多种疾病的发生。

医学家还发现，唾液中的氧化酶和过氧化酶能够消除某些致癌物质的毒性，细嚼慢咽，每口饭咀嚼30次以上，有助于消除食物中的致癌物。

健脑

细嚼慢咽，可以使脸部肌肉得到运动和锻炼，有助于刺激大脑、激活大脑功能，因此记忆力、思考力和注意力都会得到相应的提升，也可以起到预防大脑老化和预防老年痴呆的作用。

减肥

在食物进入人体后，血糖会升高，到一定水平时，大脑食欲中枢就会发出停止进食的信号。但是，如果进食过快，当大脑发出停止进食的信号时，往往已经吃了过多的食物。而细嚼慢咽能使血液中的葡萄糖含量增加，在吃过量食物之前就会有吃饱了的感觉，所以有节食减肥的作用。

总之，养成细嚼慢咽的好习惯，对于保护牙齿健康、防病防癌以及帮助消化吸收都是大有益处的，那种狼吞虎咽的进食习惯是有百害而无一利的，应当及时改掉。

调养脾胃，喝水细节要注意

水是生命之源，我们每天都要摄入大量的水来供给身体新陈代谢，参与生命活动，然而喝水也是有小窍门的哦！

脾是运化水湿的，喝水不当会伤脾胃，尤其是夏天，天气炎热，容易出汗，造成大量水分丢失，就会伤人阴液，因此夏天要多喝水，及时补充水分。但是，水该怎么喝，大家平时习以为常的饮水方式是否正确呢？

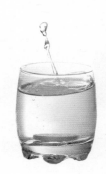

喝水要按时按量

如同吃饭一样，每日三顿饭一次也不能少，根据身体实际情况，有时还要加餐，喝水也是一样，要按时按量，不要等感觉口渴了才喝水，这样其实已经对身体造成了伤害。

清晨起床，洗漱后喝水，6～7点宜喝150～200毫升，出汗多或素体肾虚者，宜喝生理性淡盐水，补充夜间的消耗；早餐后约1小时，9～10点喝150～200毫升，午饭前1小时喝150毫升左右，午休后约3点喝150～200毫升，下班后或运动后、晚饭前1小时喝150毫升，晚饭后1～2小时喝150～200毫升。每日饮水的次数和量要根据个人的实际情况，如有条件的中老年人或离退休在家休息者，则应细细长饮，不一定机械地定时饮水。

喝水应慢喝细饮

夏季出汗较多，尤其是年轻人运动后口渴至极，"渴不择饮"，急于大量饮水，使胃内暴充，胃液稀释，导致胃肠的消化吸收功能下降，暴饮后体内水分骤增，还会使体内大量盐分流失，或脾胃运化功能失常，水湿内停，可引起胃脘胀满、肿胀喘满。故前人主张"不欲极渴而饮，饮不过多"。

拒绝不健康饮水

很多人都知道"热的时候，越喝冷饮越热"，这是有道理的。因为阳热郁于内，需要发散而解，骤然喝冷水，使循行于肌表的卫气因冰伏而郁闭，汗孔因此闭合，得不到宣泄，所以在暑热季节应喝温开水轻轻打开汗孔，使人微微出汗以散热，喝冷水反倒不能除热，而且冷水中含有大量致病微生物，如细菌、虫卵等，尤其夏季是痢疾、伤寒流行之时，恶性消化道传染病大多是因饮水不洁爆发流行，对人体健康危害极大。另外，病毒性肝炎也是消化道传染病，容易通过饮用生水而发病。生水中的氯气和残留的有机物质相结合，还可能导致膀胱癌、直肠癌。把水煮开3～5分钟，就可以杀死大部分细菌病毒，水中的氯气及一些有害物质也会蒸发掉，同时还能保留水中人体必需的营养物质。

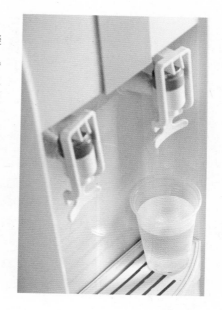

不喝久置和反复烧开的水

饮用放置时间较久的水也会引起中毒。无论生水、开水，放久后都会产生毒性。水中毒可出现头晕、乏力、腹胀、食欲减退。古人认为，喝水以"甘澜水"的水质为最好，即把水放在盆内，用瓢将水舀起来、倒下去，如此多次，看到水面上有无数水珠滚来滚去便是。这样，即使水中含有有害的有机物，经太阳光照射后也会分解挥发一部分，水中的细菌、病菌不至于因污染而腐坏变质。

反复烧开的水，又称"千沸水""千滚水"。水如果开了又开，放久了，凉了又烧，或者沸后时间过长，水分蒸发，无机盐的浓度相应增加，尤其是其中的亚硝酸盐对人体有害，摄入过多或长期饮用，直接刺激胃肠甚则引起中毒。久置的或反复沸滚的水是饮水的禁忌。

不要饭后马上饮水

饭后喝水会冲淡胃液的浓度，影响食物的消化吸收。因为胃液中含有胃酸的化学成分是盐酸，能溶解蛋白质，消化含钙的铁质食物，还可杀死随食物进入胃里的病菌。如果饭后饮大量的水冲淡了胃液，胃酸的消化能力就减弱了，而引起肠道感染等病。

再者，进食后，食物占据了胃肠的大部分空间，再喝许多水，会把胃撑得满满的，使人产生胀痛感，会使胃下垂或扩张，严重影响身体健康。

动一动，脾胃更健康

忙碌的上班族们，缺乏锻炼。除了白天上班做电脑土豆，下班后回家还做沙发土豆。缺少运动，脾胃活动性减弱，消化系统功能减退，时间长了，就落下了脾胃病。脾胃须养，除了保证规律的饮食，适当的运动也有助于脾胃的调理。

动动脚趾

人体的五脏六腑在脚上都有对应的穴位。从经络上看，脾经是起于大脚趾内侧端，胃经则是在脚趾第二趾和第三趾之间通过，而对脾胃有辅助治疗作用的内庭穴也在这一部位，经常活动脚趾，脾胃二经也会受到按摩，脾胃自然就舒畅了。

活动脚趾时可以站立，让脚部的经络受到一定的压力，脚趾可以练习抓地和放松。以对经络形成松紧交替刺激。还可以每天抽一点时间练习用二趾和三趾夹东西，或在坐、卧时有意识地活动脚趾，持之以恒，胃肠功能就会逐渐增强。多走路也有同样的效果。一个人走路时有近一半的重量由脚趾承担，走路将促进脚趾血液循环和经络运行。生活中我们可以适当增加行走的时间。

按摩小腿

小腿上集中了很多与脾胃相关的经络和穴位。例如，小腿内侧有肾经、脾经、肝经相交汇的三阴交穴，小腿外侧有属于足三阳经的胃经、胆经，在膝盖下三寸的外侧有能够健脾的足三里穴。经常按摩小腿，可以缓解脾胃疼痛，调理脾胃，益气补血。

力度以能够承受为度，按后觉得舒服即可，不要在过饱或过饿时按摩。需要注意的是，儿童脾胃的穴位和成人不同，因此，儿童不要选择这种方法来健脾养胃。

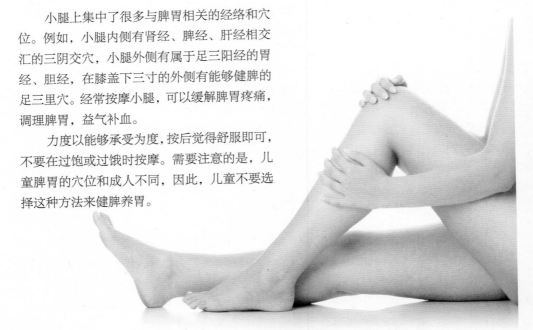

按摩肚子

经常便秘的人可以按摩一下自己的肚子，因为这样可以加快肠胃的蠕动速度，加强肠胃消化功能。其实，经常按摩肚子除了可以帮助消化还有很多作用。

1 **促进肠蠕动，消除便秘** 揉腹可增加腹肌和肠平滑肌的血流量，增加胃肠内壁肌肉的张力及淋巴系统功能，从而加强对食物的消化、吸收，明显地改善大小肠的蠕动功能，起到促进排便的作用，从而预防和消除便秘，对老年人尤其有益。

2 **顺时针按摩助消化** 将手搓热，然后以热手按顺时针方向轻轻按摩腹部，这样做能促进腹腔内的血液循环，加强胃肠消化功能。

3 **腹部按揉利于减肥** 因为按揉腹部能刺激末梢神经，通过轻重快慢不同力度的按摩，使腹壁毛细血管畅通，促进脂肪消耗，收到满意的减肥效果。

4 **睡前按揉有助睡眠** 揉腹有利于人体保持精神愉悦。睡觉前按揉腹部，有助于入睡，防止失眠。对于动脉硬化、高血压、脑血管疾病的患者来说，按揉腹部能平熄肝火，使人心平气和、血脉流通，起到辅助治疗的作用。

5 **揉腹防溃疡** 每天早、中、晚饭后各揉腹1次，每次约揉5分钟，可达到辅助治疗溃疡病的目的。因为胃溃疡病的发生与胃酸分泌过多有关。经常揉腹，可促使前列腺素分泌增加，阻止胃酸过量分泌，防治溃疡病。

6 **缓解肝病症状** 每天早、晚坚持揉腹，则疏肝解郁、调理脾胃，可缓解肝区隐痛、腹胀不适、食欲不振等。

7 **预防手术后肠粘连** 患者在伤口完全愈合后，进行自我腹部摩擦，可防手术后肠粘连的发生。一般应在每天早晨起床前、上午10点、下午3点和每晚睡前各揉1次。揉腹能促使肠道蠕动，有利于局部组织对手术后渗出液的吸收。

值得注意的是，腹部皮肤化脓性感染或腹部有急性炎症(如肠炎、痢疾、阑尾炎等)时不宜按揉，以免炎症扩散；腹部有癌症也不宜按揉，以防癌细胞扩散或出血。揉腹时，出现腹内温热感、饥饿感，或产生肠鸣音、排气等，属于正常反应，不必担心。

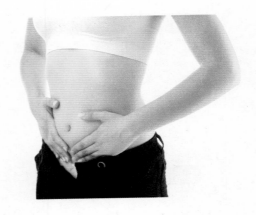

仰卧起坐

仰卧起坐是简单便捷的锻炼方式，在家里只要有小小的空间就能做。多进行仰卧起坐练习，能健脾养胃，改善便秘腹胀，提升消化系统功能。

增加腹部肌肉的力量

在仰卧起坐的过程中腹部肌肉群用力较多，长期锻炼主要提升了腹部的力量，能让肌肉群变得更发达，是锻炼腹肌的有效办法之一。而配合其他有氧运动，则能在减肥和健美两方面起作用，也利于肠胃运动。仰卧起坐需协调好呼吸，在运动过程中能刺激肠胃的蠕动，便于排出体内的排泄物，及疏通肠胃内的空气，能很好地预防便秘。

可减小肚子和腹股沟

仰卧起坐是一个很有利于女性的运动，在腹部肌肉锻炼的同时能刺激腹股沟，并改善腹部的血液循环，并能拉伸背部的肌肉，平衡和协调性都能得到锻炼，一定程度上能缓解妇科问题，并能提升自身的免疫力。仰卧起坐能锻炼腹部肌肉，使腹部肌肉收紧，更好地保护好腹腔内的脏器。

仰卧起坐的正确做法

身体仰卧于地垫上，膝部屈曲成 90° 左右，脚部平放在地上。平地上切勿把脚部固定（例如，由同伴用手按着脚踝），否则大腿和髋部的屈肌便会加入工作，从而降低了腹部肌肉的工作量。再者，直腿的仰卧起坐会加重背部的负担，容易对背部造成损害。根据本身腹肌的力量而决定双手安放的位置，因为双手越是靠近头部，进行仰卧起坐时便会越感吃力。初学者可以把手靠于身体两侧，当适应了或体能改善后，便可以把手交叉贴于胸前。最后，亦可以尝试把手交叉放于头后面，但每只手应放在身体另一侧的肩膀上。千万不要把双手的手指交叉放于头后面，以免用力时拉伤颈部的肌肉，而且这亦会降低腹部肌肉的工作量。

内养功法调和脾胃

内养功通过调息、意守等方法，调整呼吸之气，使其逐步达到缓、细、深、长，从而使大脑皮质发挥其对机体内部的调节作用，加强肠胃消化功能，促使疾病逐步恢复。

腹式呼吸是内养功的主要内容，在于使腹部随着一呼一吸的动作，逐渐形成明显的弛缓运动，做到意守丹田。练功中以自然舒适为度，常用坐、卧式，思想集中，意识到丹田，排除杂念。每天练 1~2 次，每次 30 分钟左右，以后逐步延长时间。经过长期锻炼，则能做到意气相和，利脾健胃。

练本功可治疗胃下垂、胃及十二指肠球部溃疡等病症。

另外，打坐、冥想、瑜伽等也有相似原理，保持身心的宁静，专注一呼一吸的动作，在缓解身心疲惫的同时，改善胃肠道功能，保养脾胃。

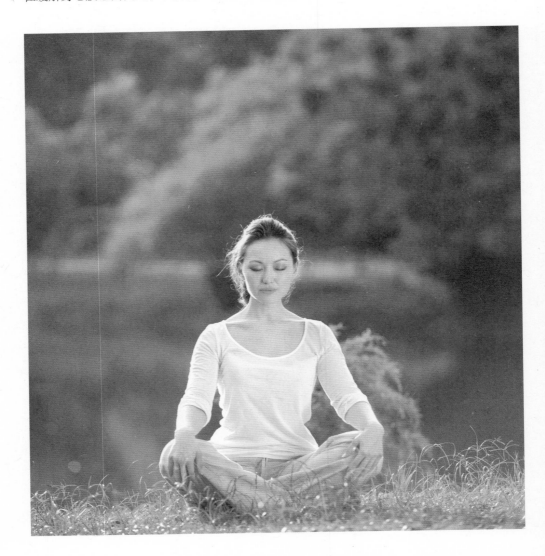

饭后不宜马上运动

俗话说："饭后百步走，活到九十九。"正确适当的活动能促进胃肠道蠕动，促进消化吸收，但是在吃完饭后立马就活动，是不利于脾胃健康的。

很多朋友有健康意识，喜欢运动，但有时候会忽略某些细节，反而会影响健康。为了避免发胖，爱美的女性喜欢饭后立即进行锻炼，好多老年人也喜欢饭后立即遛弯遛狗，其实饭后马上运动和剧烈运动后马上吃饭都很不好，影响脾胃的健康。

由于在运动时，肌肉的活动使全身的血液进行了重新分配，大量的血液流到参与活动的肌肉中去了，内脏器官，诸如胃、肠等器官的血管都处于相对收缩状态，因而消化、吸收功能也处于抑制状态，胃液分泌减少，消化能力减弱。此外运动时交感神经兴奋，肾上腺素的分泌大大增加，这也可以使胃肠道的蠕动减弱，使消化腺的分泌大大减少。而在运动后此种状态不能立即改变，要休息一定的时间后才能恢复正常，所以在激烈运动后不能马上进食。如激烈运动后立即吃饭，就会影响消化吸收能力，长此以往会引起消化不良、食欲不振、慢性胃炎等。一般来说，运动后要经过半小时甚至更长一些时间的休息再进餐较合适。

同样，饭后也不能立即去参加激烈的运动。如果饭后马上参加激烈运动，可使正在参与胃肠部消化的血液又重新分配，流向肌肉等器官，从而也会影响胃肠的消化和吸收。

饭后立即参加激烈运动，还可以因为胃肠的震动和肠系膜的牵扯而引起腹痛和不适感，这对身体和运动都是不利的，因此饭后至少要一个半小时以后才可以进行运动。

另外值得注意的是，进餐后大脑供血量会暂时减少，因而会发生精神不集中、昏昏欲睡的现象，有冠心病的老人容易产生头晕的症状。所以饭后应该静坐半小时，等适应了再活动活动。

养脾良方，饭前喝汤

"饭前先喝汤，胜过良药方。"有营养学家认为，养成饭前吃饭时不断进点汤水的习惯，还可以减少食管炎、胃炎等的发生。同时发现，那些常喝各种汤、牛奶的人，消化道也最易保持健康状态。

常言说："饭前先喝汤，胜过良药方。"这话是有科学道理的。这是因为，从口腔、咽喉、食管到胃，犹如一条通道，是食物必经之路。吃饭前，先喝几口汤（或进一点水），等于给这段消化道加点"润滑剂"，使食物能顺利下咽，防止干硬食物刺激消化道黏膜。

吃饭时，中途不时进点汤水也是有益的。因为这有助于食物的稀释和搅拌，从而有益于胃肠对食物的消化和吸收。若饭前不喝汤，吃饭时也不进汤水，则饭后会因胃液的大量分泌使体液丧失过多而产生口渴，这时才喝水，反而会冲淡胃液，影响食物的消化和吸收。

有营养学家认为，养成饭前吃饭时不断进点汤水的习惯，还可以减少食管炎、胃炎等的发生。同时发现，那些常喝各种汤、牛奶和豆浆的人，消化道也最易保持健康状态。如果吃饭时将干饭或硬馍泡汤吃却不同了。因为我们咀嚼食物，不但要嚼碎食物，便于咽下，更重要的是要用唾液把食物润湿，而唾液会由不断的咀嚼产生，唾液中有许多消化酶，有帮助消化吸收及解毒等生理功能，对健康十分有益。而汤泡饭由于饱含水分，松软易吞，人们往往懒于咀嚼，未经唾液的消化过程就把食物快速吞咽下去，这就给胃的消化增加了负担，日子一久，就容易导致胃病的发作。所以，不宜常吃汤泡饭。

当然，饭前喝汤有益健康，并不是说喝得多就好，要因人而异，也要掌握喝汤时间。一般中晚餐前以半碗汤为宜，而早餐前可适当多些，因一夜睡眠后，人体水分损失较多。进汤时间以饭前20分钟左右为好，吃饭时也可缓慢少量进汤。总之，进汤以胃部舒适为度，饭前饭后切忌"狂饮"。

油炸、熏制食品要远离

豆浆油条是受人喜爱的早餐，麻辣烧烤是很多人夏日必备的夜宵，这些食物在我们的身边随处可见，虽然吃起来美味，可是油炸、熏制食品是会损伤我们健康的。

油炸食品中有危害的食品成分

油炸食品中含有大量的反式脂肪酸、膨松剂及色素等物质。

反式脂肪酸进入人体后，在体内代谢、转化，可以干扰必需脂肪酸 EFA 和其他正常代谢，对人体健康产生不利的影响：增加患心血管疾病的危险；导致患糖尿病的危险增加；导致必需脂肪酸缺乏；抑制婴幼儿的生长发育。

膨松剂是在食品加工过程中加入的、能使产品发起并形成致密多空组织，从而使制品蓬松、柔软或酥脆的物质。近年来，面制食品中铝含量严重超标现象不断出现，究其原因主要是在食品加工过程中过量使用铝膨松剂泡打粉的缘故。

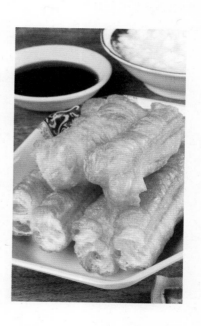

食用油炸食品会引起各种问题

伤肝

油炸食品内含有大量的油脂和脂肪酸，长期食用就会使胆固醇的水平升高，如不加以注意，就会损伤肝脏，继而患上脂肪肝。脂肪肝如不及时治疗可并发糖尿病等慢性疾病，也可能会加重体内原有的病变，严重时会导致代谢功能异常。

含铝超标

不少人早餐时经常食用油条、油饼。但由于其中加入了疏松剂明矾而使铝含量都严重超标。长期过量铝的摄入造成铝在体内的富集，通过影响钙化组织、磷以及维生素 D 相互作用等方式造成骨骼系统的损伤和变形，具体表现如软骨病、骨质疏松症等。

低营养

食物经高温油炸，其中的各种营养素被严重破坏。高温使蛋白质炸焦变质而降低营养价值，高温还会破坏食物中的脂溶性维生素，如维生素 A、胡萝卜素和维生素 E，妨碍人体对它们的吸收和利用。

导致肥胖

油炸食品，不管是洋快餐，还是咱们中国的老传统油条、油饼都是高脂肪食物。闻在鼻里香，吃在嘴里爽，可装进肚子后，高脂肪不利于消化，不仅影响你的肠胃，而且导致肥胖。

诱发疾病

油炸食物脂肪含量多，不易消化，常吃油炸食物会引起消化不良，以及饱食后出现胸口饱胀，甚至恶心、呕吐、腹泻、食欲不振等。常吃油炸食品的人，由于缺乏维生素和水分，容易上火、便秘。

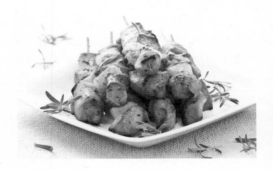

腌熏咸类食品多吃不利

腌制和熏制食物在我们生活中也很常见，如熏肉、咸鱼、腊肉等。食用这类食品，进入我们胃中进行消化的时候会转化为强致癌的物质。熏制食物在制作过程中可能混入硫黄，腌制食物含有一定的亚硝酸盐成分。长期食用引起身体癌变的概率会增加。这些食物在制作过程中还会加入大量的盐，高浓度的盐会破坏胃黏膜的保护作用，导致胃黏膜损伤，形成溃疡。

人在冬天里适当吃一些咸味食物，可调节肾脏功能，使之阴阳平衡，不虚不实，但如果吃得多了，则反而会使肾之阴阳失调，肾阳不足；而脾阳是依靠肾阳的温养作用才能主运化的，肾阳不足，就会使脾阳虚弱，运化失常，会出现五更泄、食谷不化等症。

如果熏制食物食用较多，可以喝一点花茶，清理清理肠胃，排出多余的油腻。

脾胃是喜欢清淡的，无论是大咸、大甜，还是大辛、大酸、大苦，脾胃都不喜欢。清淡要做到多蔬菜、多水果、少油腻、少厚重，还要做到荤素搭配，营养均衡。

要想脾胃好，维生素不能少

维生素是一系列有机化合物的统称。它们是生物体所需要的微量营养成分，而一般又无法由生物体自己生产，需要通过饮食或自我补给等手段获得。

我们的身体需要的能量特别多，每天除了正常三餐饮食之外，还应多摄入水果，补充维生素来满足机体代谢。

维生素是一系列有机化合物的统称。它们是生物体所需要的微量营养成分，而一般又无法由生物体自己生产，需要通过饮食或自我补给等手段获得。维生素不能像糖类、蛋白质及脂肪那样可以产生能量，组成细胞，但是它们对生物体的新陈代谢起调节作用。适量摄取维生素可以保持身体强壮健康。

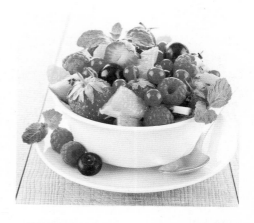

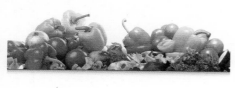
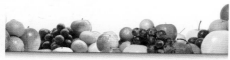
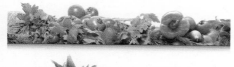
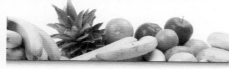
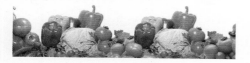

B族维生素中几乎所有成员对脾胃都有很好的保护作用，尤其是烟酸、泛酸、维生素B_1、维生素B_{12}，其对于维持肠胃功能的正常运作有着很大的影响。

烟酸的生理功能之一是维持消化系统的健康，缺乏时会有腹泻、呕吐、胃酸缺乏造成的胃肠道问题等。

缺乏泛酸的时候会导致消化不良、食欲不振，甚至易患十二指肠溃疡。

维生素B_1是人体能量代谢的重要辅酶，对于胃酸的产生、肠胃的蠕动有很大的帮助，维生素B_1不足时，会影响肠胃消化系统的正常运作，以至于造成食欲不振、消化障碍、体重减轻、呕吐、便秘等症状，严重的时候会导致肠黏膜发炎、溃疡。

维生素B_{12}对胃肠道具有重要的作用，摄取不足的时候会造成胃肠道功能障碍，导致食欲不振、体重下降。

了解饮酒诀窍，远离脾胃损伤

中国的饮酒文化源远流长，饮酒过多易伤身，只有了解一些饮酒诀窍，掌握正确健康的饮酒方法，才能远离脾胃损伤。

酒是人们生活中的主要饮料之一，中国制酒源远流长，品种繁多，名酒荟萃，中国的饮酒文化也是一种传统了。国人的饮酒习俗很有趣，婚丧嫁娶，大小聚会，有酒才能营造氛围，才能酣畅淋漓，增加相互间的沟通和感情。

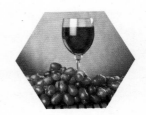

经常在酒桌上的人士，应该要了解下面这些知识。

1 忌空腹喝酒
饮酒前先喝一杯牛奶或酸奶，或吃几片面包，勿空腹喝酒，以免刺激胃黏膜。

2 多喝白开水
喝白酒时，要多喝白开水，以利于酒精尽快随尿排出体外；喝啤酒时，要勤上厕所；喝烈酒时最好加冰块；这样能减少对胃肠的刺激。

3 多吃绿叶蔬菜
喝酒时多吃绿叶蔬菜，其中的抗氧化剂和维生素可保护肝脏和脾胃。

4 多吃豆制品
喝酒时多吃豆制品，其中的卵磷脂有保护肝脏和脾胃的作用。

5 忌豪饮
喝酒不宜过快过猛，应当慢慢喝，让身体有时间分解体内的乙醇。酒桌上罚酒数杯或一口闷易醉酒。

6 酒不能与咖啡同饮

咖啡的主要成分是咖啡因，具有兴奋、提神和健胃的作用，如果与酒同饮，会刺激血管扩张、加快血液循环，极大地增加心血管负担，甚至危及生命的安全。

7 患有感冒者最好不要喝酒

因为感冒患者尤其是严重者，多有不同程度的发热，一旦退热药和酒相遇，两者产生的代谢物将对肝脏产生严重损害。

8 有这些疾病也最好不要喝酒

一些有急性肝炎、脂肪肝、肝硬化、肝病伴有糖尿病的人要绝对禁止喝酒。

9 酒不与茶同饮

原因在于，人喝酒后80%的酒精是由肝脏分解成水和二氧化碳并排出体外，从而起到解酒作用。这种分解作用一般需2~4个小时，如果酒后立即饮茶，会使酒中的乙醛通过肾脏迅速排出体外，而使肾脏受到损伤，并降低肾脏功能。所以，酒后不要饮茶，最好吃点梨、西瓜之类的水果。

10 酒后不宜服药

酒后不宜服药，否则增加不良反应。酒后服优降灵等药，就会出现心律失常、血压升高等反应；又如酒后服镇静药、抗癫痫药、抗过敏药、降压药等，一方面可增加对大脑的抑制效应，而另一方面又使药力陡增，超过人体正常耐受量，导致危险发生。

11 饮酒适量

少饮酒是饮酒不伤身的好方法，一个体重60千克的人，每天允许摄入的酒精量应限制在60克以下。体重低于60千克的人应相应减少，最好掌握在45克左右。无论是白酒、葡萄酒、啤酒或其他任何含酒精的饮料，只要总量过大，都会对肝脏、心脏、肾脏、胃肠及其他脏器造成损害。由于不同的人对酒精的敏感性不同，因此安全剂量也是相对的。

12 其他

就饮酒习惯来说，长期大量饮酒对肝脏的损害比偶尔一次大量饮酒更严重，而一次大量饮酒的危险性又比一日分次少量饮酒危害性更大。

心情好，"脾"气才好

"身"是"心"的外在体现，"身"会因"心"的变化而呈现不同的状态。心情愉快，身体也会表现得有活力，心理的不适则会引起身体对应的不适。心情和脾胃健康也有着密切关系。

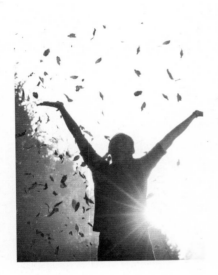

有个心理学家做过这样一个实验：将两只羊分别关在两个笼子里，给予相同的生存条件，所不同的仅仅是让其中一个笼子靠近狼窝。实验表明，在相同的生存条件下，那只靠近狼窝的羊因恐惧、焦虑而最终导致溃疡病。之后，将患病的羊远移至没有狼的环境下，并给予相应的治疗，溃疡逐渐愈合。如果将这只羊再次放在狼窝旁，溃疡病会再次复发。上述实验表明，不良精神因素的刺激对溃疡的形成具有重要作用。也就是说心理状况对脾胃健康有着直接影响。

压力、抑郁、焦虑、烦躁、紧张等一系列的不良心理状态会慢慢改变人的健康状况，让人脸色变差，活动力减弱，免疫力下降，变得很迟钝，胃肠道功能减弱。学会调节心情，保持良好的状态，才能更好地保持脾胃健康。

下面介绍几种调节心情的方法。

 从改变心态开始

面对困难乐观积极，面对挑战勇敢坚强，正面的能量就能将人包围，给予人无穷的力量。生活中有许多不完美，在努力过后就要坦然接受这些不完美，降低自己的期望，修炼自己豁达安静的内心。

 运动缓解情绪

当你感到痛苦烦闷，百无聊赖，无精打采，你应该让自己运动运动，跑步、打球、游泳、跳绳或者做点别的锻炼，把注意力放在运动上，尽情舒展肢体，让每一个细胞活跃起来，释放压力与负能量，可以让人忘记压力、忘记烦恼。

学会倾诉和释放

当心中有郁结沉淀时，不要让它积累，要选择释放。很多人有这样的体会，在有烦恼时，找朋友诉说一番之后，心情就能好很多。和长辈交谈也是很好的方法，长辈们的经历比我们多，有更加明智、冷静的处事方法，能给更多有意义的建议。多与人沟通，他人的关心理解和支持能抚平心里的涟漪。另外还可以通过写日记、写微博的方式记录自己的心情，把自己内心的矛盾、起伏的情绪、波动的思想用文字表达出来，自己与自己谈话，让心情得到缓冲和释放。这样适时地倾诉，能对自己的内心起到疗伤的作用，让自己从压力和痛苦中走出来。

 减压小招

去看喜剧吧，让自己大声笑笑，这是对自己缓解压力很有益的事情。根据有关研究表明，当人发自内腑地开怀大笑时，往往会忘记压力的存在，还能增强免疫力、稳定血压。轻声笑语甚至可以让血糖水平平稳下降，增强消化能力。仅仅是期待着影片的笑点也会减压。唱唱歌吧，当美妙的音乐响起，人的心情就会开朗起来，唱歌时的呼气多于吸气，也能帮助排除烦恼。画画也可以缓解压力。在画画时，就会专心于画纸上，随着一笔一画的挥动，心里的郁积也就慢慢释放了呢。

 亲近大自然

想要一份平静，进行大脑的反思，走出去，仔细感受一下大自然的魅力。每个季节的变化是那么神奇，每一朵花从出芽到绽放，每一棵树从树苗到参天繁茂，每一片叶子在不同的季节不同的色彩，还有每一只飞鸟，每一只游鱼……都展现出大自然的力量，让你感到自己与强大力量有着千丝万缕的联系，作为大自然中的一员，你会感受到更强烈的幸福。

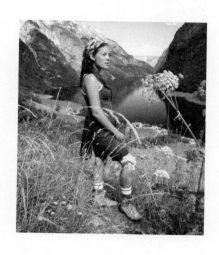

 其他

减压的方式还有许多，比如读书、静坐、听音乐、吃美食、去旅行、换个新发型、找朋友聚会、改变房间布局、照顾小宠物等，关键就是要学会找到适合自己的方法，有效调节心态，学会让自己更好、更幸福地生活。

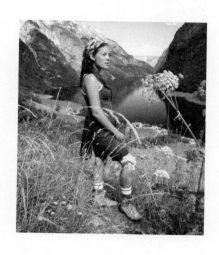

Part 4

食物养脾：
吃得好不如吃得对

调理好脾胃对女性的重要性不言而喻，
但是我们要从何下手呢？
中医讲究药膳食疗，
就是从生活饮食的点滴开始注意，
吃对了养脾益气，
吃错了可是会伤身哦！

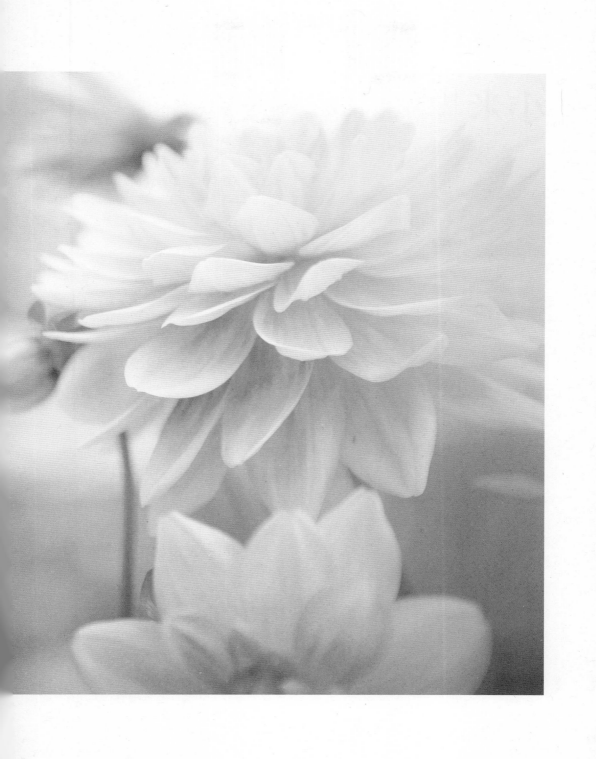

〔 养脾食材 〕

小米 【性味归经】
性凉，味甘咸。归脾、肾经。

【养脾作用】

小米含有钙、铁、维生素 E 等营养成分，具有健脾和胃的作用，可以保护胃黏膜、补益脾胃，适合慢性胃炎、胃溃疡患者食用。它也是补肾健脾利湿的佳品，能除去脾胃湿气，避免水土不服所导致的肠胃疾病。且小米煮粥具有助眠的功效。

【食用注意】

小米多做粥食用，煮食前将小米泡发 1 小时，沥干，即可做成各种不同的食品；女性产后不能完全以小米为主食，应注意搭配，以免缺乏其他营养；食用小米时，慎食用辛辣厚味油炸之物，以免养生效果不能体现出来。

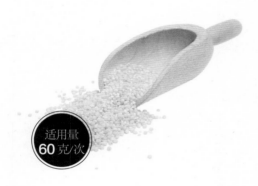

适用量
60 克/次

粳米 【性味归经】
性平，味甘。归脾、胃经。

【养脾作用】

粳米含有我们人体所必需的蛋白质、淀粉、脂肪、维生素 B_1、维生素 C、烟酸、钙、铁等多种营养成分，常吃粳米具有补中气、健脾胃、除烦止渴、养阴生津、固肠止泻等多种作用，可用于改善烦渴、脾胃虚弱、病后体弱、营养不良等病症。

【食用注意】

粳米可做饭、可煮粥，还可加工成副食品，如爆米花；做粳米粥时不要放碱，因为碱能破坏粳米中的维生素 B_1，而导致脚气病；糖尿病患者、干燥综合征患者、更年期综合征患者应注意不宜过多食用。

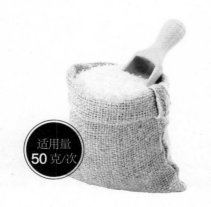

适用量
50 克/次

玉米

【性味归经】
性平，味甘。归脾、肺经。

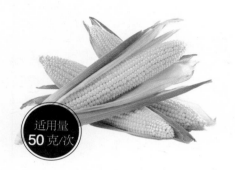

适用量
50克/次

【养脾作用】
玉米含有糖类、胡萝卜素、B族维生素、维生素E及钙、铁等多种矿物质。其具有益肺宁心、健脾开胃、利水通淋之功效，可用于脾胃气虚、营养不良、动脉硬化、高血压、高血脂、肥胖、记忆力减退、便秘、肾炎等病症的治疗。

【食用注意】
玉米棒可直接煮食，玉米粒可煮粥、炒菜或加工成副食品；保存玉米时需将外皮及须去除，清洗干净后擦干，用保鲜膜包起来再放入冰箱中冷藏即可；腹胀、尿失禁患者忌食；胃肠功能较差的人群、免疫力低下的人群不宜多食。

薏米

【性味归经】
性微寒，味甘、淡。归脾、胃、肺经。

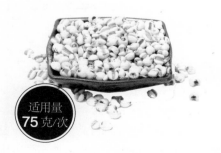

适用量
75克/次

【养脾作用】
薏米含有蛋白质、维生素 B_1、维生素 B_2，其具有利水消肿、健脾祛湿、舒筋除痹、清热排毒、美白润泽肌肤等功效，是常用的利水渗湿药，广泛地用于诸多水湿病症和脾虚证，尤其适用于水湿内盛而兼有脾虚者。

【食用注意】
薏米性微寒、味甘淡，长期食用会让虚寒体质的人身体愈加冷虚，导致体质偏弱，月经不调等；肠胃虚弱的人可以用薏米与其他食材一起熬煮食用，但切记不要单独用薏米泡水喝；便秘、尿多者及怀孕早期的妇女勿食用。

糯米

【性味归经】

性温，味甘。归脾、肺经。

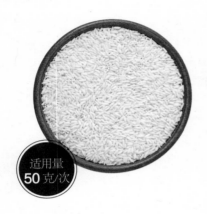

适用量
50克/次

【养脾作用】

糯米含有蛋白质、糖类、钙、磷、铁、B族维生素及淀粉等成分，具有补虚、补血、健脾暖胃等作用，适用于脾胃虚寒所致的反胃、食欲减少、泄泻和气虚等症；其也有收涩作用，对尿频、自汗有较好的食疗效果。

【食用注意】

糯米以米粒饱满、色泽白、没有杂质和虫蛀现象者为佳；将糯米装于有盖密封的容器中，置通风、阴凉、干燥处储存，要防鼠、防潮、防米虫；儿童、糖尿病患者、体重过重或其他慢性病如肾脏病、高血脂的人慎食。

高粱

【性味归经】

性温，味甘、涩。归脾、胃经。

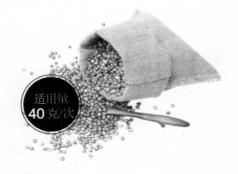

适用量
40克/次

【养脾作用】

高粱含有蛋白质、脂肪、粗纤维、B族维生素等营养成分，具有和胃、健脾、消积、温中、涩肠胃、止霍乱的功效，主治脾虚湿困、消化不良及湿热下痢、小便不利等症。高粱米糠中含有大量的鞣酸，具有较好的收敛止泻作用。

【食用注意】

高粱中含有单宁，有收敛固脱的作用，慢性腹泻患者常食高粱米粥有明显疗效，大便燥结者应少食或不食高粱。高粱一定要煮烂，供早晚食用；高粱米可制作干饭、稀粥，还可磨粉用于制作糕团、饼等。

小麦

【性味归经】
性凉，味甘。归心经。

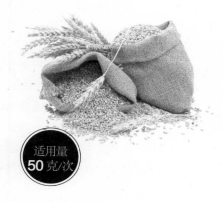

适用量
50克/次

【养脾作用】

小麦含有糖类、粗纤维、蛋白质、脂肪、钙、磷、铁及维生素等营养成分，它不仅是供人营养的食物，也是供人治病的药物。《本草再新》把它的功能归纳为养心、益肾、和血、健脾四种功效。陈小麦粉外用对消疮肿有良好的功效。

【食用注意】

小麦不宜与小米面同食，对人的脾胃不好，脾胃虚弱者尤要注意这一点；慢性肝病、糖尿病等病症患者不宜多食小麦；小麦不宜与枇杷同食，容易导致腹痛，而与玉米同食可提高人体对蛋白质的吸收。

荞麦

【性味归经】
性寒，味甘。归脾、胃、大肠经。

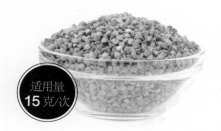

适用量
15克/次

【养脾作用】

荞麦中含有丰富的蛋白质、赖氨酸及铁、锌、锰等多种微量元素，还含有丰富的膳食纤维，具有健脾消食之功效，适宜食欲不振、饮食不香、肠胃积滞、慢性泄泻等病症患者食用；对出黄汗者、夏季痧证者、糖尿病患者更适宜。

【食用注意】

荞麦一次不可食用太多，否则易造成消化不良；胃肠消化功能差、经常腹泻、体质敏感的人群不宜食用荞麦；荞麦不宜与黄鱼同食，易引起消化不良，不宜与猪肉同食，易引起脱发。

黄豆

【性味归经】

性平，味甘。归脾、大肠经。

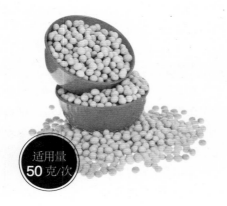

适用量
50克/次

【养脾作用】

黄豆有健脾宽中、润燥消水、清热解毒、益气、利湿的功效，利于脾胃的消化和运输，能排解脾胃中的胀气、解热润肺，用于脾虚气弱、消瘦少食；黄豆还能抗菌消炎，对咽炎、结膜炎、口腔炎、菌痢、肠炎有效。

【食用注意】

黄豆可直接煮熟食用，也可做成豆浆、豆腐等食用。患有严重肝病、肾病、痛风、消化性溃疡、动脉硬化的人，低碘者和对黄豆过敏者禁食；在食用黄豆时应将其煮熟、煮透，若黄豆半生不熟时食用，常会引起恶心、呕吐等症状；不宜多食炒熟的黄豆。

蚕豆

【性味归经】

性平，味甘。归脾、胃经。

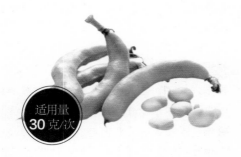

适用量
30克/次

【养脾作用】

蚕豆营养价值丰富，含钙、锌、锰、磷脂及8种必需氨基酸等成分，具有补中益气、健脾益胃、清热利湿、止血降压、涩精止带之功效，主治中气不足、倦怠少食、高血压、咯血、妇女带下等病症。老人、脑力工作者、便秘者尤适合食用。

【食用注意】

蚕豆含有导致过敏的物质，过敏体质的人吃了会产生不同程度的过敏、急性溶血等中毒症状；蚕豆勿生吃，应多次浸泡后再烹制；有遗传性血红细胞缺陷症者，痔疮出血、消化不良、慢性结肠炎、尿毒症等患者不宜进食蚕豆。

豌豆

【性味归经】

性平、无毒，味甘。归脾、胃、大肠经。

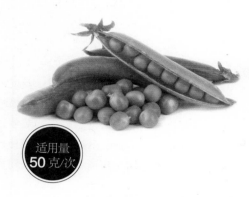

适用量
50克/次

【养脾作用】

豌豆具有蛋白质、脂肪、糖类、磷、钙、铁、胡萝卜素、B族维生素等营养成分，具有补肾健脾、除烦止渴、益中气、止泻痢、利小便、消痈肿、解乳石毒之功效，主治脚气、痈肿、乳汁不通、脾胃不适、呃逆呕吐、心腹胀痛、口渴泻痢等病症。

【食用注意】

豌豆适合与富含氨基酸的食物一起烹调，可以明显提高豌豆的营养价值；豌豆粒多食会发生腹胀，故不宜长期大量食用；炒熟的干豌豆尤其不易消化，过食可引起消化不良、腹胀等；买回的青豌豆是生的，还没来得及吃，则不要洗，而直接放入冰箱冷藏。

豇豆

【性味归经】

性平，味甘。归脾、胃经。

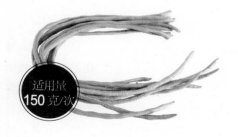

适用量
150克/次

【养脾作用】

豇豆含有蛋白质、糖类、维生素、膳食纤维等营养成分，具有调中益气、健脾补肾之功效，对泌尿系统的疾病都具有一定的疗效，对遗精及妇科疾病也有辅助疗效。适合糖尿病、脾胃虚弱、消化不良、腹胀、多尿等患者食用。

【食用注意】

豇豆有溶血素和毒蛋白，这两种物质是有毒的，煮熟才能破坏，生吃会引起呕吐或腹泻，即使食用凉拌豇豆，也要先把豇豆用水煮熟后，沥干水分，凉凉才能做成凉拌菜；不可多食贪食豇豆，容易引起腹部膨胀，导致消化不良。

姜

【性味归经】
性微温，味辛。归脾、胃、肺经。

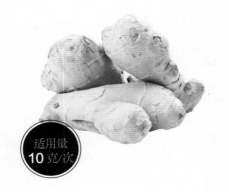

适用量
10克/次

【养脾作用】
姜含有姜醇、姜烯、水芹烯、柠檬醛、芳樟醇等营养成分，姜首入脾胃，以其辛热能逐脾胃寒邪，助脾胃之阳气。常用于治疗脾胃寒证，症见脘腹疼痛、呕吐泄泻等，但凡脾胃寒证，无论是外寒内侵还是阳气不足均可适用。

【食用注意】
中重度的寒性感冒患者则不适用；姜皮最后不要剔除；烂的姜有毒；便秘、内热的人不宜吃；凡属阴虚火旺、目赤内热者，或患有痈肿疮疖、肺炎、胃溃疡、肺结核、肾盂肾炎、糖尿病、痔疮者都不宜长期食用姜。

胡萝卜

【性味归经】
性平、无毒，味甘、涩。归心、肺、脾、胃经。

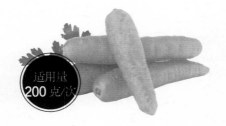

适用量
200克/次

【养脾作用】
胡萝卜含有糖类、蛋白质、脂肪、胡萝卜素、B族维生素、维生素C等营养成分。具有健脾消食、润肠通便、行气化滞、明目等功效，主治食欲不振、腹胀、腹泻、咳喘痰多、视物不明等症。

【食用注意】
炒胡萝卜时不能放醋。胡萝卜含有大量胡萝卜素，摄入人体的消化器官后，可以变成维生素A，维生素A可以维持眼睛和皮肤的健康。但是，醋能破坏胡萝卜素，如果在炒胡萝卜时放醋，胡萝卜素就会被破坏殆尽。

南瓜

【性味归经】
性温，味甘。归脾、胃经。

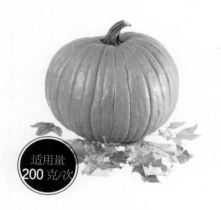

适用量
200克/次

【养脾作用】
南瓜具有补中益气、消炎止痛、解毒杀虫的功能，可用于治疗气虚乏力、肋间神经痛、疟疾、痢疾、支气管哮喘、糖尿病等症，亦可解鸦片毒、驱蛔虫。脾胃虚弱、糖尿病、动脉硬化、胃黏膜溃疡等患者尤应多食南瓜。

【食用注意】
慎食久存南瓜。南瓜含糖量较高，经久贮，瓜肉自然进行无氧发酵分解，产生酒精，人食用经过化学变化了的南瓜会引起中毒；食用久贮南瓜时，要细心检查，散发有酒精味或已腐烂的切勿食用；脚气、黄疸症患者不宜多食南瓜。

山药

【性味归经】
性平，味甘。归肺、脾、肾经。

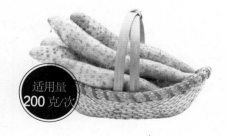

适用量
200克/次

【养脾作用】
山药因富含 18 种氨基酸和 10 余种微量元素，及其他矿物质，所以有健脾胃、补肺肾、补中益气、健脾补虚，固肾益精、益心安神等作用。山药含有的淀粉酶、多酚氧化酶等物质，有利于人体脾胃消化吸收，具有开胃消食的保健功效。

【食用注意】
在倒有温水的盆中倒入少量食醋，放入山药浸泡 5 分钟，再用火烤一下，这样就可以破坏掉山药皮上容易导致手痒的皂角质；山药切片后需立即浸泡在盐水中，以防止氧化发黑；山药不要生吃，因为山药里有一定的毒素；山药也不可与碱性药物同服。

红薯

【性味归经】

性平，生微凉，味甘。归脾、胃经。

【养脾作用】

红薯含有蛋白质、淀粉、果胶、纤维素、维生素及多种矿物质等营养成分，具有补脾和血、益气通便、补虚乏、益气力、兼脾胃、强肾阴等功效。一般人群均可食用，尤其适宜脾胃虚弱、形瘦乏力、纳少泄泻者食用。

【食用注意】

红薯吃多了容易腹胀，将少量明矾和食盐溶解于适量清水中，把生红薯切成块浸入水中，十几分钟后捞起红薯洗净蒸煮，可防止或减轻腹胀；胃肠道消化系统功能病患者，如胃及十二指肠溃疡，胃酸过多者，不宜食用。

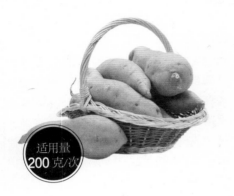

适用量 200 克/次

莲藕

【性味归经】

性凉，味辛、甘。归心、肺、脾、胃经。

【养脾作用】

莲藕含有蛋白质、脂肪、膳食纤维、糖类等营养成分，其具有消瘀凉血、清烦热、止呕渴、健脾开胃、益血补心的功效，莲藕含有的鞣质，有一定健脾止泻作用，能增进食欲、促进消化。尤其适合食欲不振、体弱多病、营养不良者食用。

【食用注意】

食用莲藕，要挑选外皮呈黄褐色、肉肥厚而白的，如果莲藕发黑，有异味，则不宜食用；要选择藕节短、藕身粗的为好，从藕尖数起第二节藕最好；脾胃消化功能低下者、大便溏泄者及产妇不宜过多食用莲藕。

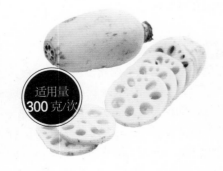

适用量 300 克/次

猴头菇 ｜【性味归经】
性平，味甘。归脾、胃、心经。

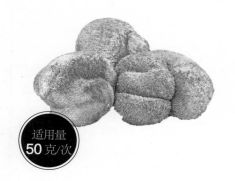

适用量
50 克/次

【养脾作用】

猴头菇具有挥发油、蛋白质、多糖类等营养成分；具有行气消食、健脾开胃、安神益智等功效，可用于治疗食积不消、脘腹胀痛、脾虚食少、失眠多梦等病症，并对治疗肠癌有辅助作用。年老体弱者食用猴头菇，有滋补强身的作用。

【食用注意】

低免疫力人群、高脑力人群、对菌菇类食品过敏者慎用；猴头菇贮存之处要求阴凉、干燥，忌与腌制或带有醋、咸、腥味的食物同放；霉烂变质的猴头菇不可食用，以防中毒；猴头菇要煮烂煮熟，其营养成分才能体现出来。

香菇 ｜【性味归经】
性平，味甘。归脾、胃经。

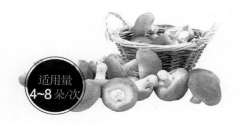

适用量
4~8 朵/次

【养脾作用】

香菇含有糖类、维生素、香菇多糖、天门冬素等营养成分，可明显提高机体免疫力，有补肝肾、健脾胃、益智安神、美容养颜之功效，可以经常食用。主治肝硬化、高血压、糖尿病、肾炎、气虚、贫血、痘疹透发不畅等病症。

【食用注意】

香菇要泡发完全，而且泡发过的水不用弃去，可用来做高汤；香菇的里层藏有许多细小沙粒，可以先把香菇倒在盆内，用60℃的温水浸泡1小时，用手将水旋搅约10分钟，使得香菇的鳃瓣慢慢张开，沙粒随之沉入盆底，随后轻轻将香菇捞出即可。

荠菜

【性味归经】
性平，味甘、淡。归肝、脾、肺经。

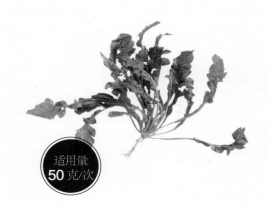

适用量
50克/次

【养脾作用】
荠菜含有维生素A、B族维生素、维生素C等营养成分，具有健脾益胃、利水消肿的功效，可治疗痢疾、水肿、淋病、乳糜尿、吐血、便血、血崩、月经过多、目赤肿痛等病症。荠菜所含的荠菜酸是有效的止血成分，有明显的止血作用。

【食用注意】
最好选择叶无萎蔫、无虫蛀的新鲜荠菜；荠菜比较鲜嫩，不宜炒制过久，以免影响口感；不要加蒜、姜、料酒来调味，以免破坏荠菜本身的清香味；便清泄泻者、阴虚火旺者、疮疡患者、热感冒患者及素日体弱者不宜食用荠菜。

木瓜

【性味归经】
性温，味酸。归肝、脾经。

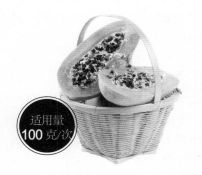

适用量
100克/次

【养脾作用】
木瓜富含糖分、有机酸、木瓜蛋白酶、脂肪酶、粗纤维、维生素C和钙、铁等矿物质成分。其中含的木瓜蛋白酶可将脂肪分解为脂肪酸，木瓜中含有的酵素能消化蛋白质，有利于人体对食物进行消化和吸收，故有健脾消食之功。

【食用注意】
木瓜中的番木瓜碱对人体有小毒，每次食量不宜过多，过敏体质者应慎食；怀孕时不能吃木瓜只是怕引起子宫收缩腹痛，但不会影响胎儿；木瓜是最有功效排毒方法之一，多吃木瓜就能排出体内的毒素；小便淋涩疼痛患者不宜食用。

花生

【性味归经】
性平，味甘。归脾、肺经。

【养脾作用】
花生含有蛋白质、脂肪、不饱和脂肪酸、卵磷脂等营养成分。其具有健脾和胃、利肾去水、理气通乳、治诸血症之功效。主要用于扶正补虚、悦脾和胃、润肺化痰、滋养调气、利水消肿、止血生乳、清咽止疟等症。

【食用注意】
在花生的诸多吃法中以炖吃为最佳；这样既避免了招牌营养素的破坏，又具有了不温不火、口感潮润、入口好烂、易于消化的特点，老少皆宜；胆囊炎、慢性胃炎、骨折、慢性肠炎等患者不宜食用。

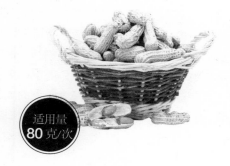

适用量
80克/次

土豆

【性味归经】
性平，味甘。归胃、大肠经。

【养脾作用】
土豆富含糖类，还含有蛋白质、脂肪、B族维生素等营养成分。具有补气、健脾之功效。宜于脾虚体弱、食欲不振、消化不良者服用。尤适宜妇女白带者、皮肤瘙痒者、急性肠炎患者、习惯性便秘者、皮肤湿疹患者食用。

【食用注意】
把土豆放在开水中煮一下，然后再用手直接剥皮，就可很快将皮去掉，烹调后味道也更加鲜美；将土豆切块，用水冲洗完之后要先晾干，再放到锅里炒，这样就不会粘在锅底了；煮土豆时，先在水里加几滴醋，土豆的颜色就不会变黑了。

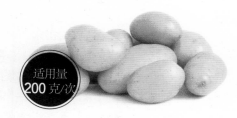

适用量
200克/次

银耳

【性味归经】

性平，味甘。归肺、胃、肾经。

适用量
15克/次

【养脾作用】

银耳含糖类、粗纤维及16种氨基酸等营养成分。具有补脾开胃、益气清肠、安眠健胃、补脑、养阴清热、润燥之功效，主治盗汗遗精、高血压、肝炎、老年慢性支气管炎、肺源性心脏病等病症。

【食用注意】

银耳宜用开水泡发，泡发后应去掉未发开的部分；外感风寒者不宜食用银耳；食用变质的银耳会引发中毒反应，严重者会有生命危险。银耳是一种含膳食纤维的减肥食品，它的膳食纤维可助胃肠蠕动，加速脂肪的分解。

大白菜

【性味归经】

性平，味苦、辛、甘。归大肠、小肠、胃经。

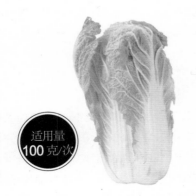

适用量
100克/次

【养脾作用】

白菜含蛋白质、脂肪、多种维生素、粗纤维、矿物质等营养成分。具有解热除烦、健脾通肠、养胃生津、除烦解渴、利尿通便、清热解毒之功效，适宜脾胃气虚者、大小便不利者、维生素缺乏者食用。

【食用注意】

切白菜时，宜顺丝切，这样切出来的白菜烹饪时容易熟；白菜宜用大火快炒，以防营养流失；不宜食用腐烂的白菜，白菜的叶子中含有较多的硝酸盐，腐烂后其含量会明显增高，若大量进食，经肠道细菌作用会还原成亚硝酸盐而发生中毒。

甘蓝

【性味归经】

性平、无毒，味甘。归脾、胃经。

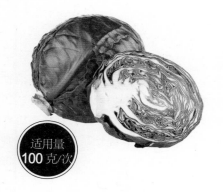

适用量
100克/次

【养脾作用】

甘蓝含有蛋白质、糖类、膳食纤维等营养成分。其具有补益脾胃、缓急止痛、利关节、明耳目、久服益肾之功效，主要用于湿热黄疸、消化道溃疡疼痛、关节不利、虚损等病症，尤其适宜胃及十二指肠溃疡患者、糖尿病患者、容易骨折的老年人食用。

【食用注意】

甘蓝有一种特殊的气味，去除的方法是在烹调时加些韭菜和大葱，用甜面酱代替辣椒酱，经这样处理，菜可变得清香爽口；皮肤瘙痒患者、性疾病患者及咽部充血患者不宜食用。

大蒜

【性味归经】

性温，味辛。归脾、胃、肺经。

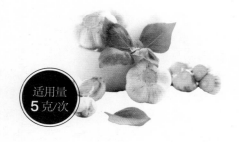

适用量
5克/次

【养脾作用】

大蒜含蛋白质、脂肪、糖类、B族维生素、维生素C等营养成分，其具有温中消食、暖脾胃、消积解毒、杀虫的功效，主治痈肿疔肿、癣疮、肺痨、顿咳、痢疾、泄泻、虫积腹痛等症。适宜有铅中毒倾向者、肺结核患者、伤寒患者食用。

【食用注意】

忌空腹食蒜，以防引起急性胃炎；忌长期食用大蒜，大蒜有使肠道变硬的作用，容易造成便秘，而且大蒜能杀死大量的肠内常在菌，会引起某些皮肤病；对大蒜有特殊的反应者，如食用后有不适感，则应忌食。

板栗

【性味归经】
性温，味甘。归脾、胃、肾经。

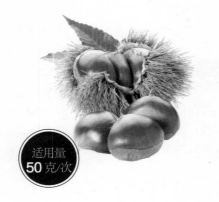

适用量
50克/次

【养脾作用】
板栗中蛋白质、脂肪含量均较高，尚含胡萝卜素、维生素C等多种营养素，是糖类含量较高的干果品种，能供给人体较多的热量，并能帮助脂肪代谢，保证机体基本营养物质供应，有益气健脾、厚补胃肠的作用。

【食用注意】
脾胃虚寒者，不宜生吃栗子，应该煨食、炒食；患血症者，如吐血、便血等，宜生吃栗子；因板栗含糖较多，糖尿病患者吃栗子应适可而止；无论是生吃还是炒食、煨食，均须细细咀嚼，连津液吞咽，可以达到更好的补益效果。

菱角

【性味归经】
性凉，味甘、涩。归脾，胃经。

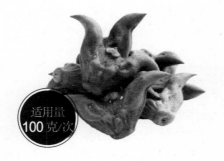

适用量
100克/次

【养脾作用】
菱角含丰富的蛋白质、不饱和脂肪酸及多种维生素和微量元素，具有益气健脾、清暑解热、除烦止渴之功效。主治热病伤津、口渴心烦、酒后烦渴及脾虚泄泻等病症。脾虚气弱、体倦神疲、不思饮食、四肢不仁者宜食。

【食用注意】
菱角皮脆肉味美，蒸煮后剥壳食用，亦可熬粥食；菱角具有利尿通乳、止渴、解酒毒的功效。生吃菱角，易损伤脾胃，宜煮熟吃；菱角不宜与猪肉同食，易引起腹痛；痢疾患者、感冒患者、服糖皮质激素者忌用。

西红柿

【性味归经】
性凉，味甘、酸。归肝、胃、肺经。

【养脾作用】
西红柿富含有机碱、番茄碱和维生素 A、B 族维生素、维生素 C 及矿物质等营养成分，具有健脾消食、治口渴、清热解毒、凉血平肝、补血养血和增进食欲的功效。习惯性牙龈出血、贫血、夜盲症和近视眼者宜多食用。

【食用注意】
剥西红柿皮时把开水浇在西红柿上，或者把西红柿放入开水里焯一下，皮就能被剥掉了；越硬的西红柿植物激素使用越多，要放两三天，等它自然变软，使不利于健康的催红素得到释放；西红柿当中有害物质超标了，其顶部会有像桃子似的凸起的部分。

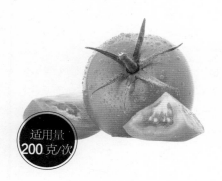

适用量
200克/次

苹果

【性味归经】
性凉，味甘、微酸。归脾、肺经。

【养脾作用】
苹果富含糖类、苹果酸、纤维素、B 族维生素等营养成分，具有生津止渴、润肺除烦、健脾益胃、养心益气、润肠、止泻、解暑、醒酒的功效。适宜慢性胃炎、神经性结肠炎、便秘、癌症、贫血患者和维生素 C 缺乏者食用。

【食用注意】
苹果不宜与海鲜同食，其含有鞣酸，与海鲜同食不仅降低海味蛋白质的营养价值，还易引起腹痛、恶心、呕吐等反应；别啃苹果核，苹果核含有少量有害物质氢氰酸，大量沉积在体内会导致头晕、头痛等症状；胃寒病者、糖尿病患者不宜过多食用。

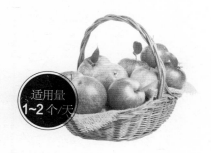

适用量
1~2个/天

蜂蜜

【性味归经】

性平，味甘。归脾、肺、大肠经。

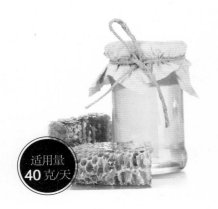

适用量
40克/天

【养脾作用】

蜂蜜含葡萄糖、果糖、维生素、矿物质、氨基酸等营养成分，具有补中缓急、润肺止咳、润肠通便之功效，主治脾胃虚弱、脘腹作痛、肺虚咳嗽、燥咳咽干、肠燥便秘等病症，营养不良、气血不足、食欲不振、年老体虚者宜多食用。

【食用注意】

蜂蜜不能和韭菜同食，韭菜含维生素C丰富，易被蜂蜜中的矿物质氧化而失去作用，且二者同食容易引起腹泻；蜂蜜不能和莴苣同食，二者同食不利肠胃，容易导致腹泻；蜂蜜和鲫鱼同食会中毒，可用黑豆、甘草解毒；低血糖者、过敏体质者、小儿不宜食用。

豆浆

【性味归经】

性平，味甘。归心、脾、肾经。

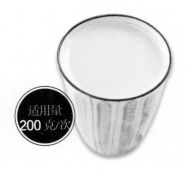

适用量
200克/次

【养脾作用】

豆浆富含蛋白质、钙、铁、磷、锌等营养物质，一般人均宜食用。尤其是中老年体质虚弱、营养不良者宜经常食用，具有健脾养胃、补虚润燥、清肺化痰、通淋利尿、润肤美容之功效，常用作痰火咳喘、便秘淋浊等患者的食疗品。

【食用注意】

忌空腹饮豆浆，因为豆浆里的蛋白质大都会在人体内转化为热量而被消耗掉，不能充分起到补益作用；饮豆浆的同时吃些面包、馒头等淀粉类食品，可使豆浆中蛋白质等在淀粉的作用下与胃液较充分地发生酶解，使营养物质被充分吸收。

羊肉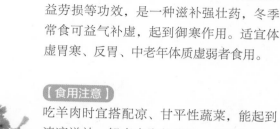

【性味归经】

性热，味甘。归脾、胃、肾、心经。

【养脾作用】

羊肉含有丰富的蛋白质和纤维素等营养物质，具有健脾胃、助元阳、补精血、疗肺虚、益劳损等功效，是一种滋补强壮药，冬季常食可益气补虚，起到御寒作用。适宜体虚胃寒、反胃、中老年体质虚弱者食用。

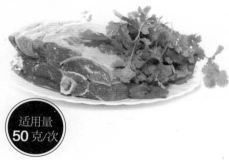

适用量
50 克/次

【食用注意】

吃羊肉时宜搭配凉、甘平性蔬菜，能起到清凉滋补、解毒去火的作用；羊肉甘温大热，过食易加重病情；将白萝卜戳洞与羊肉同煮可除膻味；山羊肉呈较淡的暗红色，膻味较浓，肉质稍逊于绵羊的肉质。

牛肉

【性味归经】

性平，味甘。归脾、胃经。

【养脾作用】

牛肉首先能够补益脾胃之气，继而全身的经络系统和脏腑都得到了调养。牛肉具有补脾胃、益气血、强筋骨的疗效，有"补气功同黄芪"之美誉，为补益气血的佳品。日常食之可益气血、健脾胃、补虚弱等。

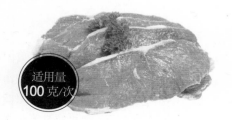

适用量
100 克/次

【食用注意】

炒牛肉忌加碱，易使蛋白质因沉淀变性而失去营养价值；炒牛肉前，用啤酒将面粉调稀淋于其上拌匀腌渍30分钟，可增加牛肉鲜嫩；内热者，皮肤病、肝病、肾病患者少食或不食牛肉。

鸡肉 | 【性味归经】
性平、温，味甘。归脾、胃经。

【养脾作用】
鸡肉含有蛋白质、脂肪、糖类、维生素、钙、磷等营养成分，具有健脾益气、补精之功效。主治虚劳羸瘦、病后体虚、食少反胃、腹泻下痢、消渴、水肿、小便频数、产后乳少等症。气血两虚者、体质虚弱者或乳汁缺乏产妇宜食用。

【食用注意】
鸡屁股是淋巴腺体集中的地方，含有多种病毒、致癌物质，所以不可食用；雄性鸡肉，其性属阳，温补作用较强，比较适合阳虚气弱患者食用；雌性鸡肉属阴，比较适合产妇、年老体弱及久病体虚者食用；禁止食用多龄鸡头。

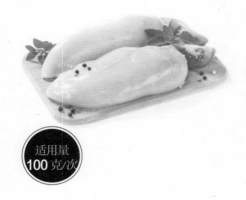

适用量
100克/次

猪肚 | 【性味归经】
性微温，味甘。归脾、胃经。

【养脾作用】
猪肚具有补虚损、健脾胃、消食积之功效。用于胃阳不足所致的胃脘冷痛，得温则痛减、纳差、乏力等症；用于脾胃虚寒、胃失肃降所致的呕吐、泛酸、口吐清水、纳食欠佳等症；用于胃热津伤所致的消渴、饮多、尿多、消瘦等症。

【食用注意】
清洗猪肚时，可将猪肚放盐醋混合液中浸泡片刻，再放入淘米水中泡，然后在清水中轻轻搓洗两遍即可；在淘米水中放两片橘皮，还可清除异味；湿热痰滞内蕴者及感冒者慎食；猪肚既适合爆、烧、拌，也可以做火锅原料。

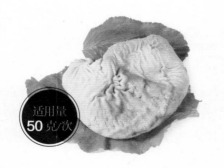

适用量
50克/次

牛肚

【性味归经】

性平，味甘、微苦。归脾、胃经。

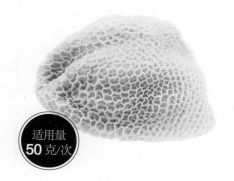

适用量
50克/次

【养脾作用】

牛肚含蛋白质、脂肪、钙、磷、铁、维生素 B_1、维生素 B_2、维生素 B_3 等营养成分，具有补益脾胃、补气养血之功效，可用于病后虚羸、气血不足、消渴、风眩等症。病后虚弱、气血不足、营养不良、脾胃薄弱者可以多食牛肚。

【食用注意】

好的牛肚组织坚实、有弹性、黏液较多，色泽略带浅黄；气郁、湿热、痰湿体质人群慎食；牛肚变质不可食用；牛肚不能过多食用；牛肚和赤小豆不能同食，会影响营养的吸收；用食盐将牛肚搓洗干净烹调，煮之前过温水。

鸭肉

【性味归经】

性寒，味甘咸。归脾、胃、肺、肾经。

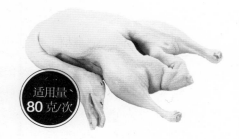

适用量
80克/次

【养脾作用】

鸭肉富含蛋白质、B族维生素、维生素E以及铁、铜、锌等微量元素，具有补气益阴、滋阴养胃、健脾补虚、利水消肿的功效，主治咳嗽、水肿等症。适宜上火水肿、低热食少、大便秘结、癌症、糖尿病、肝硬化腹水、慢性肾炎水肿等患者食用。

【食用注意】

鸭肉性凉，脾胃虚寒、大便稀泄、外感未清等人不宜食用；炖老鸭时，加几片火腿或腊肉，能增加鸭肉的鲜香味；鸭子的毛较难除去，宰杀之前喂一些酒，可使毛孔增大，便于去毛。

鹌鹑肉

【性味归经】

性平，味甘。归大肠、脾、肺、肾经。

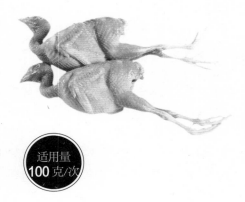

适用量
100克/次

【养脾作用】

鹌鹑肉含丰富的卵磷脂，具有补益五脏、益气养血之功效。主治营养不良、体虚乏力、贫血、肾炎水肿、泻痢、结核病、胃病、神经衰弱、支气管炎、皮肤过敏、心血管病等症。高血压、肥胖症患者适宜食用。

【食用注意】

鹌鹑肉不宜与蘑菇、木耳同食；忌与猪肉、猪肝同食，否则面生黑斑；鹌鹑肉可蘸酱油、醋或芝麻酱食用；重症肝炎晚期患者、肝功能极度低下者、感冒患者不宜食用鹌鹑肉。

鲈鱼

【性味归经】

性平、淡，味甘。归肝、脾、肾经。

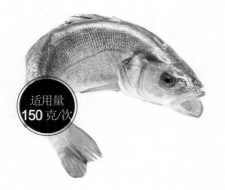

适用量
150克/次

【养脾作用】

鲈鱼能补益脾胃，《本草经疏》说："鲈鱼，味甘淡气平与脾胃相宜。脾胃有病，则五脏无所滋养，脾虚则水气泛滥，益脾胃则诸症自除。"脾胃虚弱者宜常食之。此外，贫血头晕者、习惯性流产者、胎动不安者、产后乳汁缺乏者也宜食之。

【食用注意】

秋末冬初的成熟鲈鱼特别肥美，鱼体内积累的营养物质也最为丰富；皮肤病疮肿患者忌食鲈鱼。

鲫鱼

【性味归经】

性平，味甘。归脾、胃、大肠经。

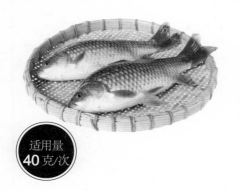

适用量
40克/次

【养脾作用】

鲫鱼具有健脾益气、除湿利水、补虚羸、温胃进食、补中升气的功效；鲫鱼易于消化吸收，经常食用能够增强抵抗力；常吃红色鲫鱼不仅能健身，还能减少肥胖，红烧后的鲫鱼营养成分被充分发挥，有助于降血压和降血脂，使人延年益寿。

【食用注意】

鲫鱼用以清蒸或煮汤营养效果最佳，经烧亦可。若经煎炸，功效会大打折扣；将鲫鱼去鳞剖腹洗净，放入盆中倒些黄酒或牛奶，就能去除腥味；吃完鲫鱼，口里如果残留鱼腥味时，嚼上三五片茶叶，可以使口气变得清新。

黄鱼

【性味归经】

性平，味甘、咸。归肝、肾经。

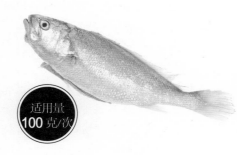

适用量
100克/次

【养脾作用】

黄鱼含有蛋白质、脂肪、维生素、钙、铁、锌、糖类、膳食纤维、胆固醇等身体必需的营养物质，对人体有很好的补益作用。中医认为，黄鱼性平甘味，具有健脾开胃、益气填精的功效，非常适合头晕、失眠、贫血的气虚体质者食用。

【食用注意】

清洗黄鱼时，可用筷子从口中搅出肠肚，再用清水冲洗几遍即可；煎鱼时，先把锅烧热，再用油滑锅，当油达八成热时放入鱼，不易粘锅。

〔 养脾药材 〕

甘草

【性味归经】
性平，味甘。归心、肺、脾、胃经。

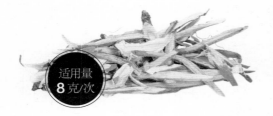

适用量
8克/次

【暖养作用】
临床分生甘草与炙甘草。炙甘草偏于补中益气、缓急止痛，可治脾胃虚弱、食欲不振、腹痛便溏、劳倦发热、肺痿咳嗽、心悸等。而生甘草则善于清热解毒、祛痰止咳、调和药性，可治咽喉肿痛、痈疽创伤等症。

【食用注意】
湿热胀满、呕吐、水肿及有高血压症的患者忌服；不宜长期食用甘草，因其中含有甘草酸，会使体内出现积水，出现身体水肿症状；甘草片不宜与利血平、降压灵、复方降压片等降压药并用，因甘草能引起高血压，与利血平等降压药相拮抗。

黄芪

【性味归经】
性温，味甘。归肺、脾、肝、肾经。

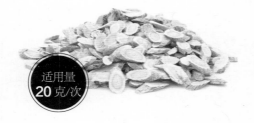

适用量
20克/次

【暖养作用】
黄芪具有健脾补气、利尿消肿、托毒排脓、敛疮生肌的功效，黄芪也有轻微的利尿作用，可保护肝脏、调节内分泌系统。主治气虚乏力、食少便溏、中气下陷、子宫脱垂、久泻脱肛、便血崩漏、表虚自汗、痈疽久溃不敛、血虚萎黄、内热消渴等症。

【食用注意】
黄芪不宜与白藓皮配伍同用，两者搭配会降低药效。黄芪还有抗肿瘤、抗骨质疏松等作用，肿瘤患者、骨质增生患者可经常服用；黄芪配伍桂枝、白芍、饴糖、甘草、红枣等，可治疗消化性溃疡。

白术 |【性味归经】

性温，味苦、甘。归脾、胃经。

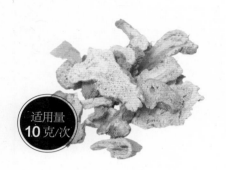

适用量
10克/次

【暖养作用】

白术有健脾益气、燥湿利水、止汗、安胎的功效。常用于脾胃气弱、倦怠少气、虚胀腹泻、水肿、黄疸、小便不利、自汗、胎气不安等病症的治疗。此外，白术还有抗氧化、延缓衰老、利尿、降血糖、抗菌、保肝、抗肿瘤等药理作用。

【食用注意】

忌与土茯苓配伍，两者同食能降低药性；脾气不足、形瘦面黄、不思饮食、脘腹胀满、大便溏薄者，可与人参、茯苓、炙甘草等配伍，以增健脾益气之功；高热、阴虚火盛、津液不足、烦渴、小便短赤、胃胀腹胀、气滞饱闷者不宜食用。

桂圆 |【性味归经】

性温，味甜。归心、脾经。

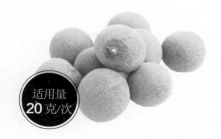

适用量
20克/次

【暖养作用】

桂圆肉具有补虚益智、补益心脾、养血安神的功效。用于治疗气血不足、体虚乏力、营养不良、神经衰弱、健忘、记忆力衰退、头晕失眠、心悸等症状，对体虚人士及产后妇女，有补血、复原体力等功效，还可降血脂，增加冠状动脉血流量。

【食用注意】

桂圆肉以颗粒大小均匀、凸圆中空、色泽统一、明黄澄白、玲珑剔透、手感干爽、无杂质和添加剂者为佳；痰多火盛、舌苔厚腻、大便滑泻、感冒未愈、阴虚火旺、痰湿中阻者忌服。

茯苓

【性味归经】

性平，味甘、淡。归心、脾、肝、肾经。

【养脾作用】

茯苓具有渗湿利水、益脾和胃、宁心安神的功效，主要用于治疗小便不利、水肿胀满、痰饮咳逆、泄泻、遗精、淋浊、惊悸、健忘等病症。临床上，茯苓主要用于健脾和治疗水肿、痰饮等病症。

【食用注意】

阴虚而无湿热者、虚寒滑精者、气虚下陷者慎服茯苓；肾虚多尿者、津伤口干者忌服茯苓；茯苓畏地榆、雄黄、秦艽、龟甲，忌米醋；茯苓以体重坚实、外皮呈褐色而略带光泽、皱纹深、断面白色细腻、黏牙力强者为佳。

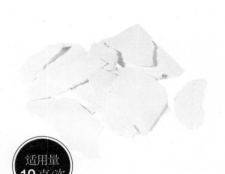

适用量
10 克/次

陈皮

【性味归经】

性温，味苦、辛。归脾、胃、肺经。

【养脾作用】

陈皮具有理气健脾、燥湿化痰之功效，主治脾胃气滞之脘腹胀满或疼痛、消化不良；湿浊阻中之胸闷腹胀、纳呆便溏；痰湿壅肺之咳嗽气喘等病症。还具有促进胃排空和抑制胃肠蠕动的作用，脾胃气虚和脾胃气滞者尤应多食用。

【食用注意】

陈皮治病总取其理气燥湿之功；同补药则补，同泻药则泻，同升药则升，同降药则降；阴虚燥咳者不宜，吐血症患者忌用；陈皮对于药酶具有一定的影响，在服药期间的患者慎食陈皮，避免影响药效或者是对身体造成不利的影响。

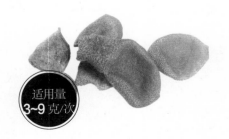

适用量
3~9 克/次

莲子

【性味归经】

鲜者性平，味甘、涩；干者性温，味甘、涩。归心、脾、肾经。

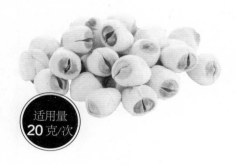

适用量
20克/次

【养脾作用】

莲子具有养心安神、健脾补胃、涩肠止泻、益肾固精、止带下、滋补元气、益智补脑的功效，主治心烦失眠、脾虚久泻、大便溏稀、久痢、腰疼、男子遗精、妇人赤白带下等症，还可预防早产、流产、孕妇腰酸。

【食用注意】

莲子一定要先用热水泡一阵再烹调，否则硬硬的不好吃，还会延长烹调的时间；平素大便干结难解，或腹部胀满之人忌食；莲子中所含的棉子糖是老少皆宜的滋补品，对于久病、产后或老年体虚者，更是常用营养佳品。

芡实

【性味归经】

性平，味甘、涩。归脾、肾经。

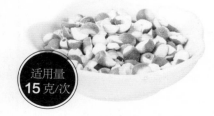

适用量
15克/次

【养脾作用】

芡实具有固肾涩精、补脾止泻的功效，主治遗精、蛋白尿、妇女带下过多、儿童遗尿、老年人尿频、大便泄泻等症。用于健脾，治小儿脾虚腹泻，一般配党参、茯苓等。常吃芡实还可以治疗老年人的尿频之症。

【食用注意】

芡实宜用慢火炖煮至烂熟，细嚼慢咽；芡实性涩滞气，一次忌食过多，否则难以消化；芡实药力虽然可靠，但效力较缓，往往需服食1个月以上才见效果；凡外感疟痢、痔、气郁痞胀、溺赤便秘、食不运化及产妇皆忌之。

半夏

【性味归经】
性温，味辛。归脾、胃经。

【养脾作用】

半夏具有健胃益脾、燥湿化痰、降逆止呕、消痞散结的功效。主治湿痰冷饮、呕吐、反胃、咳喘痰多、胸膈胀满、痰厥头痛、头晕不眠等症。外用生半夏捣烂敷疮疡肿毒，对神经末梢似有麻痹作用，能止痛。

【食用注意】

凡阴虚有热者、患血证者、肺燥而咳嗽不爽者，不宜用半夏；咳痰和呕逆不因寒湿而起者，不宜用半夏；孕妇慎用半夏；服半夏而有毒性反应时，可服蜜饯姜片，或饮用糖姜汤缓解；半夏不宜与乌头类药材同用。

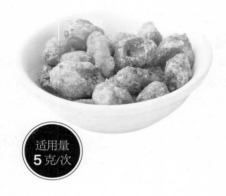

适用量
5克/次

豆蔻

【性味归经】
性温，味辛。归脾、胃、大肠经。

【养脾作用】

豆蔻具有收敛、止泻、健脾胃、排气的功效。主治脾胃虚寒、食欲不振、腹胀、肠鸣腹痛等症，又能止呕、治小儿伤食吐乳和消化不良；同时因能促进胃液的分泌及胃肠蠕动，而有开胃和促进食欲、消胀止痛的功效。

【食用注意】

体内火盛、中暑热泄、肠风下血、胃火齿痛及湿热积滞、滞下初起者，皆不宜服用；肉豆蔻商品以个大、体重、坚实、表面光滑、油足、破开后香气强烈者为佳。

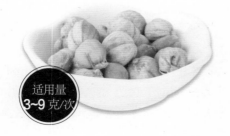

适用量
3~9克/次

苍术

【性味归经】

性温，味辛、苦。归脾、胃、肝经。

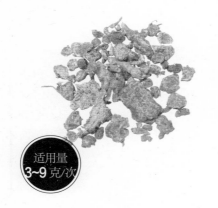

适用量
3~9克/次

【养脾作用】

苍术具有抗缺氧、祛风、健脾胃的作用，所含苦味也有健胃、促进食欲的功效。此外，苍术有明显的抗副交感神经介质乙酰胆碱引起的肠痉挛、明显促进肝蛋白的合成作用，还具有降血糖、镇静及抑菌消毒之功效。

【食用注意】

阴虚内热、出血者忌服。苍术可与厚朴、陈皮、甘草配伍，以燥湿运脾，行气和胃；若脾为湿困，清浊不分，大便泄泻，小便短少者，可与厚朴、茯苓、泽泻等同用，以健脾燥湿，利小便而实大便。

红枣

【性味归经】

性温，味甘。归脾、胃经。

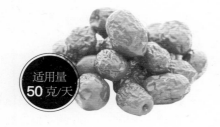

适用量
50克/天

【养脾作用】

红枣能补益脾胃，有效改善肠胃功能，对于脾胃虚弱者，如饮食不香、消化不良、经常吐泻之人都有好处，脾胃虚弱者常以红枣做食疗之品。尤其适宜中老年人、青少年、女性、头晕、肿瘤患者以及因放疗、化疗而致骨髓抑制不良反应者食用。

【食用注意】

月经期间不适宜吃红枣；体内燥热不宜吃红枣；吃枣后不要马上吃高蛋白食品；红枣最好不要跟黄瓜或萝卜一起食用；红枣也不要与动物肝脏同食；湿热内盛、小儿疳积和寄生虫病儿也不宜食用红枣。

砂仁

【性味归经】
性温，味辛。归脾、胃、肾经。

【养脾作用】

砂仁为姜科植物阳春砂、绿壳砂或海南砂的干燥成熟果实，是一种较为温和的草药，具有化湿开胃、温脾止泻、理气安胎之功效。主治湿浊中阻、脘痞不饥、脾胃虚寒、呕吐泄泻、妊娠恶阻、胎动不安等症。

【食用注意】

阴虚有热者、肺有伏火者忌服；口服有过敏反应者忌服；腹痛属火，泄泻由于暑热，胎动由于血热，咽痛由于火热，小儿脱肛由于气虚，上火咳嗽由于火冲迫肺而不由于寒气所伤者慎用。

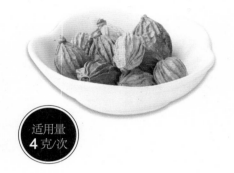

适用量
4克/次

葛根

【性味归经】
性凉，味甘、辛。归脾、胃经。

【养脾作用】

葛根具有健脾益气、升阳解肌、透疹止泻、除烦止渴的功效。主治伤寒、发热头痛、项强、烦热消渴、脾虚泄泻、痢疾、癍疹不透、高血压、心绞痛、耳聋等病症，还具有生津止渴、解酒毒的功效，同时对女性美容健身、丰胸等具有特殊功效。

【食用注意】

夏日表虚汗者慎用；体寒、湿气重者应慎用葛根，其是凉性食物，吃了会加剧体内寒气的聚积，易引发身体不适；低血压患者不宜吃葛根，因其中含有的葛根素成分会疏通血液管道、降低人体血压。

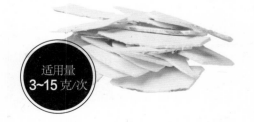

适用量
3~15克/次

白芍

【性味归经】

性凉，味苦、酸。归肝、脾经。

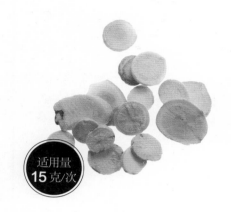

适用量
15克/次

【养脾作用】

白芍具有补气血、健脾柔肝、缓中止痛、敛阴收汗的功效，生白芍平抑肝阳，炒白芍养血敛阴，酒白芍可用于和中缓急、止痛，具有较强的镇痛效果。多用于治疗胸腹疼痛、泻痢腹痛、自汗盗汗、阴虚发热、月经不调、崩漏带下等病症。

【食用注意】

白芍不能与藜芦同食，易出现胃酸等不适症状；虚寒性腹痛泄泻者忌食；小儿出麻疹期间忌食；妇女产后亦不可食用。

厚朴

【性味归经】

性温，味苦、辛。归脾、胃、大肠经。

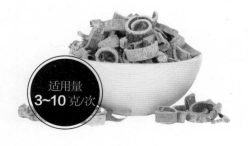

适用量
3~10克/次

【养脾作用】

厚朴含厚朴酚、异厚朴酚、和厚朴酚及挥发油等物质，具有健胃益脾、燥湿除满、降逆平喘之功效。功能主治胸腹胀痛、反胃呕吐、宿食不消、痰饮喘咳、食积气滞、腹胀便秘、湿阻中焦、脘痞吐泻等症。

【食用注意】

厚朴易耗气伤津，故气虚津亏者及孕妇当慎用；厚朴不宜与豆类一起食用，因为厚朴中含有鞣质，豆类食品中富含蛋白质，二者相遇会产生化学反应，形成不易消化吸收的鞣质蛋白，容易导致腹胀。

枳实

【性味归经】
性寒，味苦。归脾、胃、肝、心经。

【养脾作用】
枳实具有健脾胃、破气散痞、泻痰消积的功效，主要用于治疗胸腹胀满、胸痹、痞痛、痰癖、水肿、食积、便秘、胃下垂、子宫下垂、脱肛等症。枳实可以兴奋胃肠功能，实验发现枳实煎剂能使胃肠蠕动增强而有节律。

【食用注意】
枳实含有挥发油（柠檬烯等）及黄酮类（橙皮苷、苦橙苷等），以个均匀、色绿、香气浓者为佳；枳实要放置于阴凉干燥处，防蛀、防霉；枳实因能兴奋子宫，孕妇忌服。

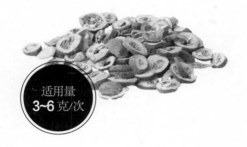

适用量
3~6克/次

木香

【性味归经】
性温，味辛、苦。归脾、胃、肝、大肠经。

【养脾作用】
木香具有行气止痛、健脾消食、调中导滞的功效。主要用于治疗胸脘胀痛、泻痢后重、食积不消、不思饮食等病症，为治疗腹痛、泻痢的常用药。还具有祛风、行气止痛、抑菌、降低血压及轻微利尿作用。

【食用注意】
置阴凉、干燥、通风处，防潮、防霉变、防虫蛀；木香入补剂时，宜最后煎服；阴虚津液不足者慎服；肺虚有热者慎服；元气虚脱及阴虚内热、诸病有热、心痛属火、脏腑燥热、胃气虚弱者禁用。

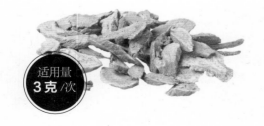

适用量
3克/次

肉桂

【性味归经】

性大热，味辛、甘。归肾、脾、心、肝经。

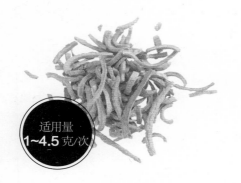

适用量
1~4.5克/次

【养脾作用】

肉桂富含挥发性桂皮油，其主要成分为桂皮醛，具有健脾益气、补火助阳、引火归源、散寒止痛、活血通经之功效，用于阳痿、宫冷、腰膝冷痛、肾虚作喘、阳虚眩晕、目赤咽痛、心腹冷痛、虚寒吐泻、寒疝、奔豚、经闭、痛经等症。

【食用注意】

肉桂是温热性药物，如有口渴、咽干舌燥、咽喉肿痛、鼻子出血等热性症状及各种急性炎症时，均不宜服用；肉桂性热，适合天凉时节食用；肉桂性热活血，易损胎气，孕妇忌食；阴虚火旺、血热出血者也不宜食用。

人参

【性味归经】

性平，味甘、微苦。归脾、肺、心经。

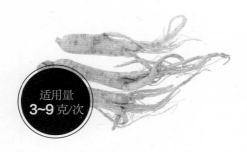

适用量
3~9克/次

【养脾作用】

人参具有大补元气、复脉固脱、补脾益肺、生津安神的功效。主要可用于治疗体虚欲脱、肢冷脉微、脾虚食少、肺虚喘咳、津伤口渴、内热消渴、久病虚羸、惊悸失眠、阳痿宫冷、心力衰竭、心源性休克等病症。

【食用注意】

人参可煎汤服用，服用时用量不宜过大，否则会出现肿胀，尤其是颜面部，有兴奋、眩晕、皮肤瘙痒等不良反应；烹调人参时，最好把人参切断或者拍碎，因为芦头容易引起呕吐，故应去掉。

西洋参

性凉，味甘、微苦。入心、肺、肾经。

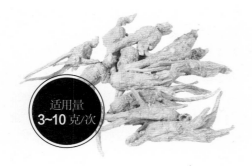

适用量
3~10 克/次

【养脾作用】

西洋参具有健脾胃益肺、清虚火、生津止渴、抗疲劳、抗缺氧的功效，对大脑也有镇静作用，对心脏更有中度兴奋的作用。流行性感冒、发热未退者不宜服用西洋参，否则内火无法发透，反而会产生寒热现象。

【食用注意】

体质虚寒、胃有寒湿、风寒咳嗽、消化不良的人不宜服用西洋参；西洋参不能和白萝卜一起服用，西洋参补气而白萝卜泄气，相互拮抗，容易造成过敏反应甚至中毒；食用西洋参时不能喝浓茶，茶中所含鞣酸会破坏西洋参中的有效成分。

太子参

【性味归经】
性平，味甘、微苦。归脾、肺经。

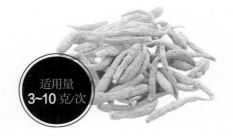

适用量
3~10 克/次

【养脾作用】

太子参具有补肺、健脾的功效，主治肺虚咳嗽、脾虚食少、心悸自汗、精神疲乏、益气健脾、生津润肺等症。用于脾虚体弱、病后虚弱、气阴不足、自汗口渴、肺燥干咳等症。有研究表明，太子参有抗衰老的作用，对淋巴细胞有明显的刺激作用。

【食用注意】

外感患者、风寒感冒未愈者、内火旺盛者忌服。

益智仁

【**性味归经**】
性温，味辛。归脾、肾经。

【**养脾作用**】
益智仁具有温脾、暖肾、固气、涩精的功效。主治脾肾虚寒、腹痛腹泻或肾气虚寒、小便频数、遗尿、遗精、白浊或脾胃虚寒所致的慢性泄泻及口中唾液外流而不能控制者。脾虚多涎者、肾虚遗尿者、小便频数者、脾肾虚寒、脘腹冷痛，呕吐泄利者等宜食用。

【**食用注意**】
阴虚火旺者，尿色黄赤且尿道疼痛、尿频者，脾胃湿热者忌服。

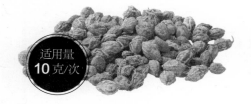

适用量
10克/次

白扁豆

【**性味归经**】
性微温，味甘；归脾、胃经。

【**养脾作用**】
白扁豆具有健脾化湿、和中消暑、利水消肿等功效，主治脾胃虚弱、食欲不振、大便溏泻、夏日暑湿吐泻、胸闷腹胀等肠胃不适症。白扁豆还可用于脾虚湿浊下注所致的白带过多症状，可与白术、苍术、芡实等补气健脾除湿之品配伍同用。

【**食用注意**】
白扁豆效用虽多，但不能多吃，每天不宜超过50克；白扁豆中的植物凝集素有一定的毒性，而加热处理可以使其失去毒性，所以白扁豆一定要煮熟以后再吃，否则可能出现食物中毒现象。

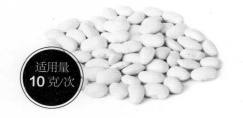

适用量
10克/次

Part 5

理疗养脾：
按摩艾灸效果好

脾在五脏六腑中起"统运"作用，
脾气好，则气血经络运行顺畅。
同样，某些经络穴位也有着健脾的功效，
通过在这些穴位上按摩针灸
可以达到健脾益气的效果。

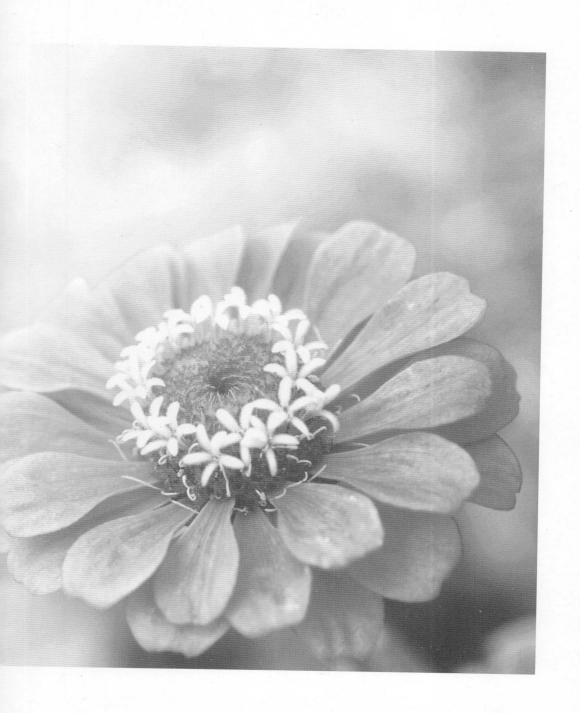

按摩，让你的脾胃更健康

按摩内关穴

心包经体内经脉经水的汽化之气，无法从本穴的地部孔隙外出体表，如同被关卡阻挡住了一样，所以名"内关"。

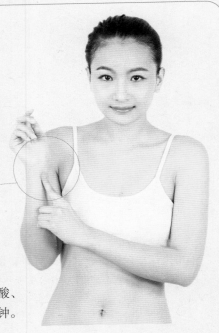

取穴方法

将右手三个手指头并拢，无名指放在左手腕横纹上，这时右手食指和左手手腕交叉点的中点，就是该穴。

按摩方法

用拇指指尖或指甲尖垂直掐按穴位，有特别酸、胀、微痛的感觉，先左后右，各掐按 1~3 分钟。

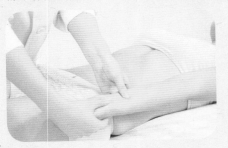

按摩功效

按摩内关穴有补心健脾的功效，可以帮助人体去除心脾邪火。按摩内关穴，脾胃上逆之气从此离开，常按内关穴可以说是补泻兼得。

✚ **注意事项**：按摩时可在选定部位涂抹少量凡士林油，以润滑皮肤，防止擦伤。

按摩合谷穴

合，会合；谷，山谷；该穴在拇指和食指的指尖相合时，在两指骨间有一处低陷如山谷的部位，所以名为"合谷"。

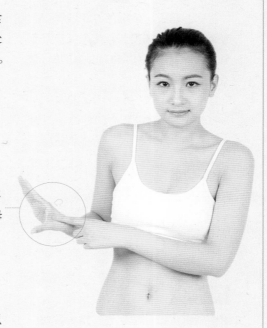

取穴方法

以一手的拇指指间关节横纹，放在另一手拇、食指之间的指蹼缘上，当拇指尖下即是。

按摩方法

采用指按法按压合谷穴 1~2 分钟，以出现酸痛感为宜。各掐按 1~3 分钟。

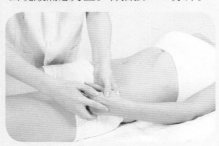

按摩功效

合谷为全身反应的最大刺激点，可以降低血压、镇静神经，常用拇指指腹垂直按压此穴，每次 1~3 分钟，还有健脾胃的作用，对头痛、耳聋、视力模糊、失眠、神经衰弱等症都有很好的调理保健功能。

✚ **注意事项**：指压时应朝小指方向用力，而并非垂直于手背直上直下按压。

按摩建里穴

"建"，建设、建树的意思，"里"这里是指肚腹的内部，体内循环经水至本穴后有降低体内温压的作用，故名为"建里"。

取穴方法

取仰卧位，肚脐眼上四横指处。

按摩方法

用中指指尖抵住建里穴，用力按压，并同时用上臂发力，进行颤抖，1分钟。

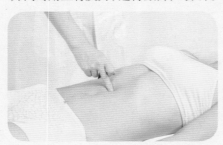

按摩功效

按摩此穴有和胃健脾、通降腑气的作用。主治胃痛、胃下垂、腹胀、呕吐、食欲不振、消化不良等病症。

➕ **注意事项：**空腹或是饭后 1 小时内不宜进行按摩治疗。

按摩漏谷穴

本穴物质因脾经的湿热之气与肝经及
肾经气血物质进行了交换，上行至本
穴的气态物质则温度偏低，在本穴的
变化是散热缩合冷降的变化，浊重的
部分由天部沉降到地部，如细小的谷
粒漏落之状，所以名为"漏谷"。

取穴方法

找到内踝尖和阴陵泉，在其连线上从
内踝尖向上取 6 寸即是。

按摩方法

用手指指腹端用力向下按压，力道略
重，左右各按揉 1~3 分钟。

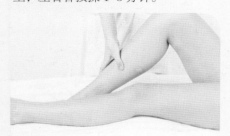

按摩功效

有健脾消肿、渗湿利尿的作用。主治腹胀、肠鸣、小便不利、下肢麻木、
腿膝厥冷等病症。

✚ **注意事项**：按摩的手法要轻，按摩至皮肤微微发热或有红晕即可。

按摩公孙穴

公孙，公之辈与孙之辈，指穴内气血物质与脾土之间的关系。脾经物质五行属土，其父为火，其公为木，其子为金，其孙为水。此穴的意思是指本穴物质为脾经与冲脉的气血相会后化成了天部的水湿风气。

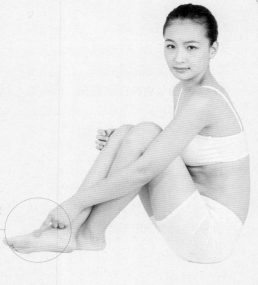

取穴方法

把足大趾向上翘，足内侧缘的脚弓最凹处即是。

按摩方法

用拇指指尖垂直按揉穴位，有酸、麻、痛的感觉，左右各按揉 1~3 分钟。

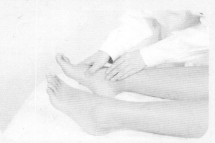

按摩功效

有健脾化湿、和胃理中的作用。主治胃痛、呕吐、饮食不化、肠鸣腹胀、腹痛、腹泻、水肿、烦心失眠等病症。

✚ **注意事项**：按摩时，手掌要紧贴皮肤，向下的压力不要过大。

按摩丰隆穴

丰，乃大的意思；隆，有盛的意思。
为谷气隆盛之脉，"丰隆"属胃经的
"络"穴，从此别走脾经，该穴处肌
肉丰满隆盛，故名为"丰隆"。

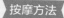

取穴方法

正坐或仰卧，在条口穴后方一横指取
穴，约当犊鼻与解溪的中点处。

按摩方法

用大拇指点按丰隆穴3分钟，然后沿
顺时针揉丰隆穴3分钟，再用大拇指
沿丰隆穴向下单方向搓3分钟即可。

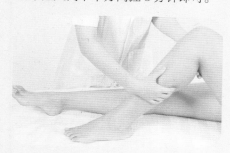

按摩功效

丰隆穴是胃经的穴位，刺激丰隆穴还可以起消食导滞作用，缓解恶心、呕吐、
胃口差等脾胃病症，有健脾祛湿的作用。主治热病、咳嗽、痰多、胸闷、眩晕、
下肢瘫痪等症状。

✚ **注意事项**：在按摩过程中如果呈现青紫瘀斑等症状，应立即停止按摩，休息几天。

按摩阴陵泉穴

阴，水的意思；陵，土丘的意思；泉，水泉穴。此穴的意思是指脾经地部流行的经水和脾土物质的混合物在此穴中聚合堆积。

取穴方法

小腿内侧，从膝关节向下，到胫骨内侧凹陷即是。

按摩方法

用大拇指指尖由下向上出力揉按，先顺时针方向按揉2分钟，再点按半分钟，以酸胀为度，左右各按揉1~3分钟。

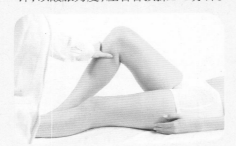

按摩功效

有健脾渗湿、益肾固精的作用。主治腹胀、腹泻、水肿、黄疸、膝痛、月经不调、阴道炎等病症。

➕ **注意事项**：按摩前患者应先用热水洗脚。

按摩隐白穴

隐，隐秘、隐藏；白，肺之色、气。本穴有地部孔隙与脾经体内经脉相连，穴内气血为脾经体内经脉外传之气，因气为蒸发外出，有不被人所觉察之态，如隐秘之象，所以名为"隐白"。

取穴方法

正坐，脚抬起，用拇指按压足大趾内侧趾甲角旁即是。

按摩方法

用大拇指指腹垂直掐按穴位，有刺痛感，左右各掐按 1~3 分钟。

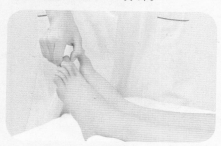

按摩功效

有健脾宁神、调经统血的作用。主治月经过多，过时不止，崩漏；便血、尿血、吐血等慢性出血；腹胀、腹满等病症。

✚ **注意事项**：按摩时患者应先用热水洗脚，全身放松地仰卧床上，双腿要伸直。

按摩大都穴

大，穴内气血场的范围大；都，都市，物质的集散之所。隐白穴传来的生发之气，至本穴后为聚集之状，如都市之物质聚散，所以名为"大都"。

取穴方法

找到足大趾跖趾关节，横平足内侧深浅纹线交界处即是。

按摩方法

用手指指腹端用力向下按揉，力度略重，左右各 1~3 分钟。

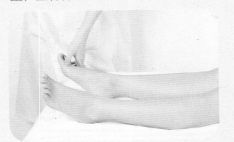

按摩功效

有健脾利湿、和胃宁神的作用。主治腹胀、胃痛、呕吐、腹泻、便秘、急慢性肠炎、足趾痛等病症。

✚ **注意事项**：切忌急于求成，避免因手法不当而使关节受损或发生病理性骨折。

按摩太白穴

太，大；白，肺之色、气。此穴的意思是指脾经的水湿之气在此吸热蒸升，化为肺金之气。本穴物质为大都穴传来的天部水湿之气，至本穴后受长夏热燥汽化蒸升，在更高的天部层次化为金性之气，所以名为"太白穴"。

取穴方法

仰卧或正坐，平放足底的姿势，太白穴位于足内侧缘，当第一跖骨小头后下方凹陷处。

按摩方法

用拇指指腹垂直按压穴位，有酸胀感，左右各按压 1~3 分钟。

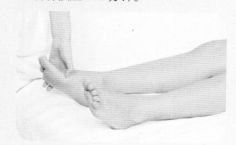

按摩功效

有健脾化湿、理气和胃的作用。主治腹痛、肠鸣、腹胀、呕吐、腹泻、饥不欲食、胃痛、便秘等病症。

➕ 注意事项：按摩时要注意精神集中。

按摩商丘穴

商，古指漏刻，计时之气；丘，废墟。该穴物质为公孙穴传来的水湿风气，而该穴的气血通道又如漏刻滴孔，因此风气的执行是快速通过本穴，强劲的风气吹走了该穴中的脾土微粒，地部脾土如废墟一般，所以名为"商丘"。

取穴方法

正坐垂足或仰卧位，在内踝前下方凹陷处。当舟骨结节与内踝高点连线之中点处取穴即是。

按摩方法

用拇指指腹端按压穴位，力度略重，左右各 1~3 分钟。

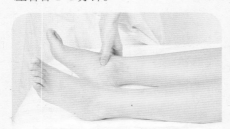

按摩功效

有健脾化湿、肃降肺气的作用。主治腹胀、肠鸣、腹泻、便秘、食不化、咳嗽、黄疸、足踝痛等病症。

✚ **注意事项**：按摩时应避开骨骼凸起处，以免挤伤骨膜，造成不必要的痛苦。

按摩地机穴

地，脾土；机，机巧。本穴物质为漏谷穴传来的降地之雨，雨降地部后地部的脾土微粒亦随雨水的流行而运化人体各部，脾土物质的运行十分巧妙，所以名为"地机"。

取穴方法

内踝尖与阴陵泉穴的连线上，阴陵泉穴下3寸即是。

按摩方法

用拇指指腹由轻到重点按穴位，有酸胀痛感，左右各点按1~3分钟。

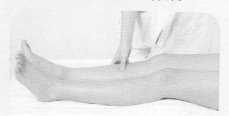

按摩功效

有健脾渗湿、调理月经的作用。主治痛经、崩漏、月经不调、腹胀、腹痛、食欲不振、腹泻、小便不利、水肿等病症。

✚ **注意事项**：尽量调整呼吸，使刺激穴位时处于呼气状态，能取得较好的治疗效果。

按摩箕门穴

箕，土箕，担物之器；门，出入的门户。血海穴水湿云气胀散而来的风气，至本穴后风气变为强劲之势并吹带脾土物质随其而行，穴内的脾土物质如被土箕担运而出，所以名为"箕门"。

取穴方法

血海穴与冲门穴的连线上，血海穴直上6寸。

按摩方法

用拇指指腹端按压穴位，力道略重，左右各1~3分钟。

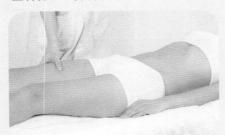

按摩功效

有健脾渗湿、清热利尿的作用。主治小便不利、遗尿、腹股沟肿痛、下肢麻木等病症。

✚ **注意事项**：患有血液病及有出血倾向者严禁按摩，以防引起出血。

按摩冲门穴

冲，冲射、冲突；门，出入的门户。脾经下部诸穴传来的经气由本穴上冲腹部。本穴物质为脾经腿膝下部经气汇聚而成，在本穴的运行为受热后的上冲之状，所以名为"冲门"。

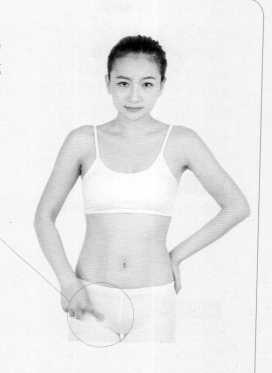

取穴方法

找到耻骨联合上缘，向两侧取 3.5 寸处即是。

按摩方法

用拇指指腹端按揉，力道适中，由内向外运动，左右各按揉 1~3 分钟。

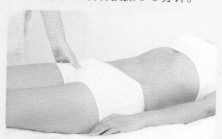

按摩功效

冲门穴是足太阴脾经上的穴位，具有健脾化湿、理气解痉的作用。根据"寒则补而灸之，热则泻针出气"的理论，经常用搓热的手按揉冲门穴，可以健脾温中。如果配合足三里、三阴交等穴位，可以增强健脾益气温阳的效果。

✚注意事项：患感染性疾病，如骨髓炎，不能按摩，以防感染扩散或感染传染病。

按摩府舍穴

府，脏腑；舍，来源之意。此穴的意思是指本穴气血来源于体内脏腑。因本穴有地部孔隙与体内阴维脉相通，体内的阴维脉的水液外传本穴，本穴的气血物质部分是来源于脏腑，所以名为"府舍"。

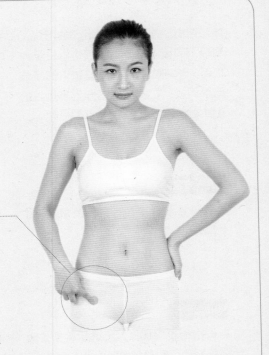

取穴方法

找到冲门穴，其上方 0.7 寸即是。

按摩方法

用拇指指腹按揉穴位，力度适中，做环状运动，左右各 1~3 分钟。

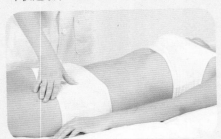

按摩功效

按摩此穴有散结止痛、健脾理气的作用。主治腹痛、疝气、肠炎、便秘、附件炎等病症。

➕ **注意事项**：按摩时可在选定部位涂抹少量凡士林油，以润滑皮肤，防止擦伤。

按摩腹结穴

腹，腹部、脾；结，集结。此穴的意思是指脾经的气血在此集结。本穴物质为府舍穴传来的地部泥水混合物，因本穴位处肉之陷，泥水混合物流至本穴为聚集之状，所以名为"腹结"。

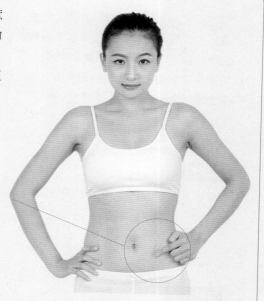

取穴方法

找到肚脐，在其下 1.3 寸，再旁开 4 寸处即是。

按摩方法

用食指指腹端按揉，力度适中，做环状运动，左右各按揉 1~3 分钟。

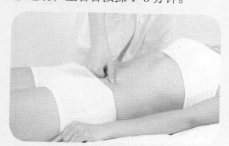

按摩功效

按摩此穴有健脾利湿、止泻止痢的作用。主治腹痛、泄泻、疝气、肠炎、痢疾等病症。

➕ **注意事项**：皮肤病的病变部位及水火烫伤等所致的皮肤损伤部位，严禁按摩。

按摩气冲穴

气，指穴内气血物质为气；冲，突的意思。"气冲"的意思是指本穴的气血物质为气，其运行状况是冲突而行，由于冲脉外传体表之气强劲有力，运行如冲突之状，故名为"气冲"。

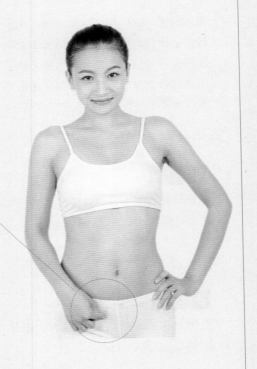

取穴方法

仰卧，同身寸量法，脐中下六横指，任脉旁开两寸即是本穴。

按摩方法

用食指、中指指腹轻轻按揉穴位3~5分钟。

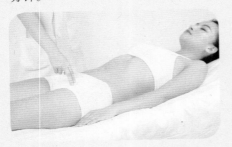

按摩功效

中医认为，脾虚是指脾功能不足，常表现为胃口差、吃得少、食后腹胀、四肢无力、怕冷、大便稀溏等。按摩此穴健脾治脾虚，有降逆利湿、理气消痔的作用。

✚ **注意事项**：按摩前应修剪指甲，以防损伤皮肤。

按摩大包穴

大，穴内气血涉及的范围广大；包，裹、受。因本穴位处肉之陷的低地势点，地部的泥水混合物在本穴汇聚并由本穴的地部孔隙内传脾脏，气血物质在此有如收裹之状，所以名为"大包"。

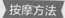

取穴方法

侧卧举臂，沿锁骨往下第六与第七肋之间，与侧胸部腋中线的交点处即是。

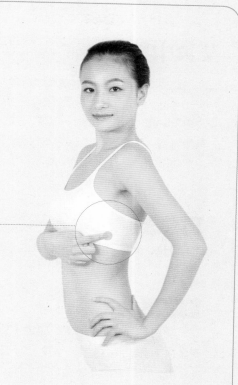

按摩方法

用拇指指腹按揉穴位，左右各按揉1~3分钟。

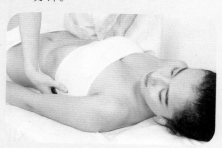

按摩功效

具有宣肺理气、宽胸益脾的作用。主治气喘、哮喘、胸闷、心内膜炎、胸膜炎、肋间神经痛、全身疼痛、四肢无力等病症。

✚ **注意事项**：按摩的手法要轻，按摩至皮肤微微发热或有红晕即可。

艾灸，让你远离脾胃烦恼

艾灸中脘穴

"中"，指中间、中部；"脘"，这里指胃部、胃腑。古人认为本穴位于胃部的中间，所以称为"中脘"。

取穴方法

取仰卧位，肚脐眼上4寸处取穴。

艾灸方法

取一段艾条（约5厘米），固定于艾灸盒顶盖上，点燃艾条一端，放于艾灸盒内，将燃着的艾灸盒放于中脘穴上施灸15分钟。

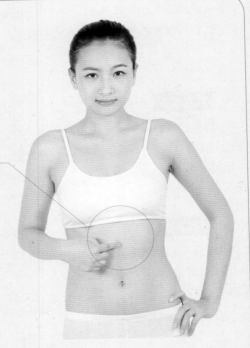

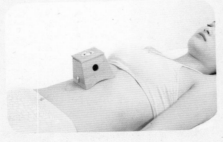

艾灸功效

艾灸此穴位可以行气活血，达到健脾养胃的效果。主治腹胀、呕吐、疳积、便秘、黄疸、头痛、失眠、惊风等病症。

✚ **注意事项**：饭后不可马上艾灸，通常饭后一小时后才可艾灸。

艾灸气海穴

"气"指的是元气，"海"指汇聚的意思。本穴是元气的汇聚之地，故名为"气海"。

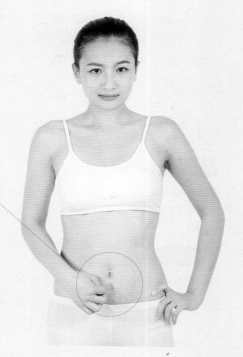

取穴方法

取仰卧位，在下腹部，肚脐眼下1.5寸，约下2横指处。

艾灸方法

取一段艾条（约5厘米），固定于艾灸盒顶盖上，点燃艾条一端，放于艾灸盒内，将燃着的艾灸盒放于气海穴上，灸治10～15分钟。

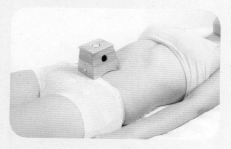

艾灸功效

气海穴具有健脾补气之功效，经常艾灸此穴可以改善脾虚难化，有效改善饭后腹胀明显，疲乏无力等症状。

✚ **注意事项：**因施灸时要暴露部分体表部位，在冬季要保暖，在夏天要防中暑。

艾灸关元穴

"关"，关卡的意思，"元"指元首、首脑。下部气血上传时，在经过本穴会得到整顿，整顿后只有小部分可继续上传，故名为"关元"。

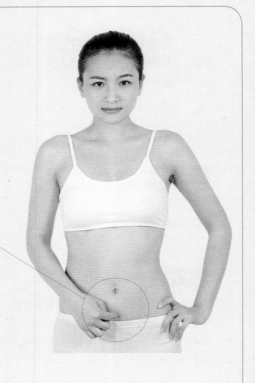

取穴方法

取仰卧位，在下腹部，肚脐眼下3寸，约下4横指处。

艾灸方法

取一段艾条（约5厘米），固定于艾灸盒顶盖上，点燃艾条一端，放于艾灸盒内，将燃着的艾灸盒覆盖到穴位上，灸治10～15分钟。

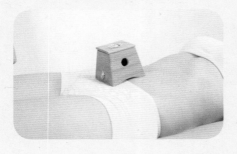

艾灸功效

艾灸关元穴不仅有强壮作用，还有培肾固本、补益脾气、回阳固脱之功效，还可以调理肠胃、行气活血、舒经活络，对防治便秘及习惯性便秘者改善症状都有良好的效果。

➕ **注意事项**：过度疲劳、过饥、过饱、酒醉、情绪不稳时忌灸，妇女经期忌灸。

艾灸天枢穴

穴内气血循胃经运行，胃经上下两部经脉的气血相交本穴后，因其气血饱满，除胃经外无其他出路，而上走大肠经，向更高天部输送，故名为"天枢"。

取穴方法

站立或仰卧，位于腹部，由脐中水平旁开两横指（中指、食指）即是本穴。

艾灸方法

取一段艾条（约5厘米），固定于艾灸盒顶盖上，点燃艾条一端，放于艾灸盒内，将燃着的艾灸盒放于穴位上灸治10～15分钟。

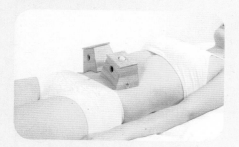

艾灸功效

天枢穴主疏调肠腑、健脾消食，是腹部要穴，主治腹痛、腹胀、便秘、腹泻、痢疾、消化不良等症状。

✚ **注意事项**：做艾灸时不可过饱或过饥，保持心情平缓。

艾灸肺俞穴

肺，指肺脏，俞，输也。是足太阳膀胱经的腧穴，因其内应肺脏，是肺气转输、输注之处，为治疗肺脏疾病的重要腧穴，故名为"肺俞"。

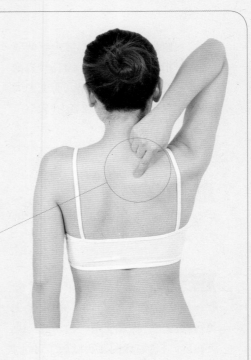

取穴方法

坐式或俯卧姿势，位于人体的背部，当第三胸椎棘突下，左右旁开二指宽处。

艾灸方法

取艾条，固定于艾灸盒顶盖上，点燃艾条一端，放于艾灸盒内，将燃着的艾灸盒放于肺俞穴上，灸治 10 ~ 15 分钟，以皮肤出现红晕、有热感为度。

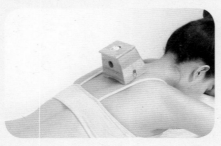

艾灸功效

艾灸肺俞穴治疗喘症，既可用于风寒束肺、痰浊壅肺、肺失宣降的实喘，又可用于肺气不足、肺肾两虚、肺脾俱虚的虚喘。主治咳嗽、气喘、吐血、骨蒸、潮热、盗汗、鼻塞等症状。

➕ **注意事项**：艾灸前关小门窗，房间不可通风，夏天可开空调。

艾灸脾俞穴

脾，脾脏也，俞，输也。"脾俞"的意思是指脾脏的湿热之气由此外输膀胱经，故名"脾俞"。

取穴方法

正坐或俯卧姿势，位于背部，当第十一胸椎棘突下，左右旁开二指宽处。

艾灸方法

取一段艾条（约5厘米），固定于艾灸盒顶盖上，点燃艾条一端，放于艾灸盒内，将燃着的艾灸盒放于脾俞穴上，灸治10～15分钟。

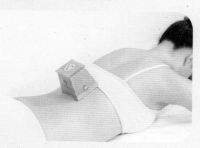

艾灸功效

艾灸此穴有健脾和胃、利湿升清的作用。主治倦怠感、口渴、食欲不振、腹胀、腹泻等症状。

✚ **注意事项：** 注意体位自然舒适，穴位准确有效，以保证艾灸的效果。

艾灸胃俞穴

胃，胃腑也，俞，输也。"胃俞"的意思是指胃腑的湿热水气由此外输膀胱经，故名为"胃俞穴"。

 取穴方法

俯卧的取穴姿势，位于人体的背部，当第十二胸椎棘突下，左右旁开二指宽处。

艾灸方法

取一段艾条（约5厘米），固定于艾灸盒顶盖上，点燃艾条一端，放于艾灸盒内，将燃着的艾灸盒放于胃俞穴上，灸治10～15分钟。

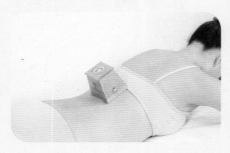

艾灸功效

艾灸此穴有和胃降逆、健脾助运的作用。主治消化系统疾病，如胃溃疡、胃炎、胃痉挛、呕吐、恶心等。艾灸该穴位还可以有效地配合治疗由于胃肠功能引起的身体消瘦等消化系统病症。

➕ 注意事项：艾灸后出现疲劳乏力、精神不济属正常现象，可稍作休息。

艾灸三阴交穴

三阴，足三阴经；交，交会。足部的三条阴经中气血物质在本穴交会。本穴物质有脾经提供的湿热之气，有肝经提供的水湿风气，有肾经提供的寒冷之气，三条阴经气血交会于此，所以名为"三阴交"。

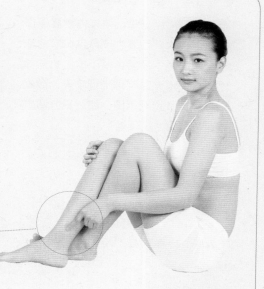

取穴方法

内踝尖向上，取自己的手指四指幅宽，按压有一骨头为胫骨，胫骨后缘靠近骨边凹陷处即是。

艾灸方法

取一侧三阴交穴，用悬灸法灸治10～15分钟。对侧以同样的方法操作。

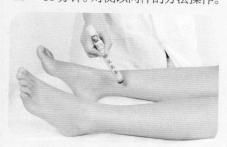

艾灸功效

气虚体质的人对环境的适应能力差，遇到气候变化、季节转换很容易感冒。冬天怕冷，夏天怕热。艾灸此穴有健脾利湿、兼调肝肾的作用。

✚ 注意事项：因施灸不当，局部烫伤产生的灸疮，不要把疮弄破，并及时使用消炎药。

艾灸足三里穴

足，指足部；三里，指穴内物质作用的范围。本穴物质为犊鼻穴传来的地部经水，至本穴后，散于本穴的开阔之地，经水大量汽化上行于天，形成一个较大气血场范围，如三里方圆之地，故名为"足三里"。

取穴方法

屈膝成90°，由外膝眼（犊鼻穴）往下四横指，小腿两骨之间（胫、腓骨）距胫骨约一横指处即是。

艾灸方法

找到一侧足三里穴，用悬灸法灸治10～15分钟，对侧以同样的方法操作。

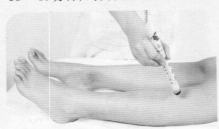

艾灸功效

艾灸此穴有调理脾胃、补中益气、防病保健的作用。主治呕吐、腹胀、肠鸣、消化不良、下肢痿痹、中风、脚气、水肿、下肢不遂等症状。

✚ **注意事项**：艾灸施治时间长短循序渐进，施灸穴位数量由少至多，热度逐渐增加。

艾灸大椎穴

"大"，指形状大小，"椎"，指锥子，一种捶击的工具。本穴在第 7 颈椎骨棘突隆起最高处下方，故名为"大椎"。

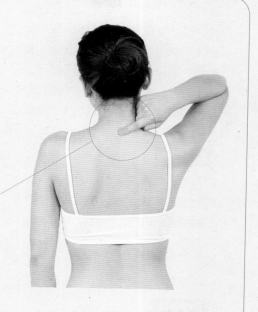

取穴方法

取正坐位，低头，在颈部与背部交界处，后脖子正中隆起最高的脊椎骨下方凹陷处取穴。

艾灸方法

取一段艾条（约 5 厘米），固定于艾灸盒顶盖上，点燃艾条一端，放于艾灸盒内，将燃着的艾灸盒放于大椎穴上，灸治 10 ~ 15 分钟。

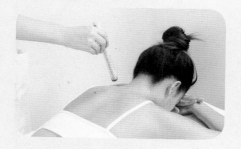

艾灸功效

大椎穴具有补脾益肺健肾的功能，艾灸此穴位可振奋阳气，改善虚劳气喘的症状。

✚ **注意事项**：施灸时要注意精神集中。

艾灸血海穴

血，受热变成的红色液体；海，大。此穴为脾经所生之血的聚集处。本穴物质为阴陵泉穴外流水液汽化上行的水湿之气，为聚集之状，气血物质充斥的范围巨大如海，所以名为"血海"。

取穴方法

取坐位，将腿绷直，在膝盖内侧会出现一个凹陷的地方，在凹陷的上方有一块隆起的肌肉，肌肉的顶端即是。

艾灸方法

将点燃的艾条悬于该穴之上，灸治5～10分钟。

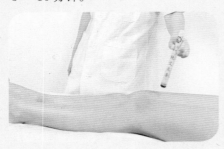

艾灸功效

血海属于足太阴脾经穴，具有活血理脾的作用，而脾土生肺金，脾旺则肺气足，皮肤健康。艾灸此穴，对于温肺暖肺也有很好的效果。

✚ **注意事项**：施灸后要喝温开水。

艾灸涌泉穴

涌，外涌而出；泉，泉水。此穴的意
思是指体内肾经的经水由此外涌而出
体表。本穴为肾经经脉的第一穴，它
连通肾经的体内体表经脉，肾经体内
经脉中的高温高压的水液由此外涌而
出体表，所以名为"涌泉"。

取穴方法

第 2、3 趾趾缝纹头端与足跟连线的前
三分之一与后三分之二交点上即是。

艾灸方法

取一侧涌泉穴，用艾条温和灸法灸治
10 ~ 15 分钟。对侧以同样的方法操作。

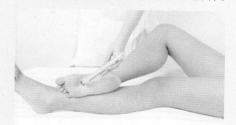

艾灸功效

涌泉为肾经起始穴位，如泉水之涌出，为精气之所发。因此涌泉具有滋肾水、
降虚火、镇静安神、健脾和胃、益肾利尿、疏肝明目、健足之功效。

✚ **注意事项**：在施灸时要集中精神，以免烧烫伤患者的皮肤或损坏病人的衣物。

艾灸神阙穴

"神"，指的是神行、神气；"阙"，指门楼、牌坊。本穴是指神气运行的门户，故名为"神阙"。

取穴方法

取仰卧位，位于肚脐眼中央处。

艾灸方法

取一段艾条（约5厘米），固定于艾灸盒顶盖上，点燃艾条一端，放于艾灸盒内，将燃着的艾灸盒放于神阙穴上，灸治10～15分钟，至局部皮肤潮红为止。

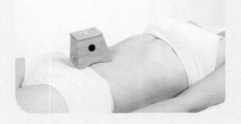

艾灸功效
有健运脾胃、温阳固脱的作用。主治腹痛、脐周痛、四肢冰冷、脱肛、便秘、小便不利等病症。

✚ **注意事项**：可外敷姜片灸之。

艾灸大巨穴

大巨，指穴内气血物质所占据的区域为大为巨。本穴物质为外陵穴传来的地部水液，其下传之水为脾土中的外渗之水，来源及流经区域巨大，如同巨大的浅溪，故名为"大巨"。

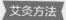

取穴方法

仰卧，大巨穴位于人体下腹部，从肚脐到耻骨上方画一线，将此线四等分，从肚脐往下四分之三点的左右三指宽处。

艾灸方法

将艾条一端点燃，找到一侧穴，用艾条温和灸法灸治10分钟。

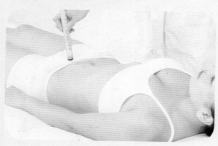

艾灸功效

中医认为痢疾由湿热之邪内伤脾胃，致脾失健运、胃失消导、更挟积滞、酝酿肠道而成。艾灸此穴有运化水湿、健脾的作用，同时还有调经、止痛的作用。

✚ **注意事项**：艾灸后半小时内不要洗澡或用冷水洗手，以免受寒凉。

艾灸承山穴

"承山"是指随膀胱经经水下行的脾土微粒在此固化。随膀胱经经水上行而来的脾土，行至本穴后，水液汽化而干燥的脾土微粒则沉降穴周，沉降的脾土堆积如大山之状，故名为"承山"。

取穴方法

位于小腿后面正中，委中穴与昆仑穴之间，当伸直小腿或足跟上提时腓肠肌肌腹下出现尖角凹陷处。

艾灸方法

将艾条一端点燃，温和灸治此穴位5~20分钟。

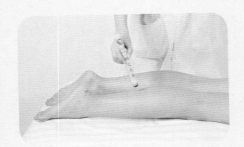

艾灸功效

承山穴为健脾祛湿的首要穴位，具有运化水湿、固化脾土的作用，主治脚部劳累、膝盖劳累、腰背痛、小腿部抽筋等症状。

✚ **注意事项**：艾灸过程中穴位表面出现湿气，是体内寒气通过穴位排出的表现。

艾灸中极穴

"中"这里是指穴内，"极"指顶端。本穴的寓意为任脉气血在此处达到了最高点，故名为"中极"。

取穴方法

取仰卧位，在下腹部，肚脐眼下4寸。

艾灸方法

将艾条一端点燃，找到一侧穴，用艾条温和灸法灸治5~10分钟。

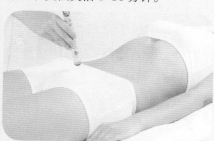

艾灸功效

艾灸此穴有健脾益气、益肾固精的作用。主治小便不利、阳痿、早泄、遗精、膀胱炎、精力不济、月经不调、痛经等病症。

✚ **注意事项**：对于养生保健灸，要长期坚持，偶尔灸不能收到预期效果。

Part 6

运动养脾：
生命在于运动

生命不息，运动不止。
脾气虚弱的人往往感到浑身乏力，
不想锻炼，身体状况只会越来越差。
我们可以选择一些不那么激烈，
且有助于健脾益气的运动来调养身体，
早日恢复精气神。

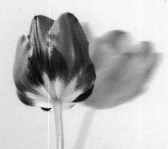

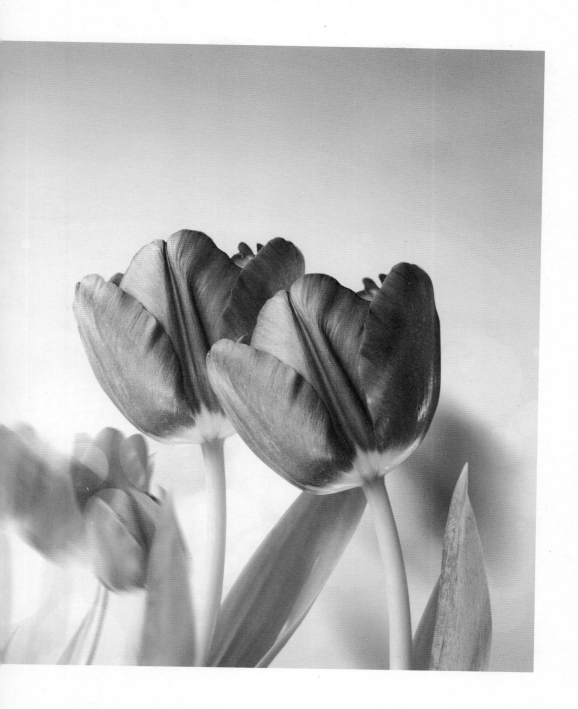

瑜伽
YUJIA

清凉式调息法

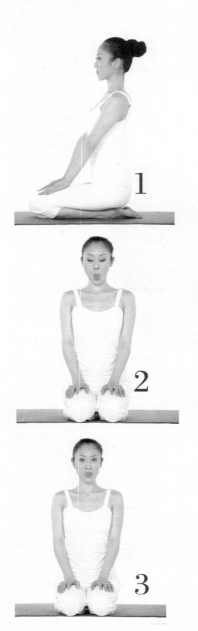

功效：

增强肝、脾和消化功能，还有解渴的作用；清除体内废物，洁净我们的血液，促使生命之气在我们体内的流通。

步骤

1. 坐姿，双腿和双脚并拢，双脚脚趾交叠放置，脚背着地。双手放在大腿上，脊椎向上充分伸展。用嘴巴缓缓吸气，再用鼻孔缓缓呼气。

2. 张开嘴，把舌头伸出一点，将舌头卷成一条管子。用嘴慢慢吸气，能够听到和感到清凉的空气通过口腔慢慢进入。

3. 将舌尖抵住上颚，上下牙齿轻轻咬住。呼气时，用两个鼻孔缓慢排气，直到排尽空气。每个深长的呼吸为一个回合。可以反复练习，但每日练习不要超过 30 个回合。

技巧

● 1. 应空腹练习此式，练习过程中不要讲话，专注于自己的身体和内心的宁静，闭上眼睛更容易集中注意力。
● 2. 患有高血压、心脏病的人不应该练习此法，或先征询医生的意见。

144

英雄伸臂式

功效：

练习本体式，可以有效活动肩关节，提升和扩张胸廓，促进全身的血液循环。

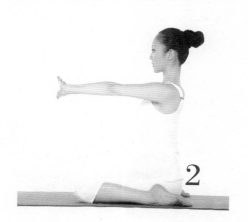

1

2

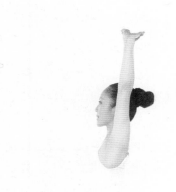

3

- 1. 练习时，注意不要伸展过度，以免造成身体和手臂伸展过度，背部变成拱形，加重肩颈压力，使肩颈变得疲劳僵硬。

- 2. 练习过程注意调理呼吸，放松心情。

步骤

1. 完成英雄式的坐姿，双手放在大腿上，脊椎向上充分伸展，臀部稳稳坐在双脚脚跟之间。

2. 吸气，双手十指交叉相握，翻转手心，手心向外，双臂向前伸直。身体保持不动，脊柱继续平直伸展，髋部继续打开轻轻下压。

3. 再次吸气，双臂上举，手臂与耳朵保持平行，掌心向上带动上半身往天空方向伸展。保持 5 ~ 8 个呼吸的时间，呼气放松手臂，还原身体。改变手指交叉方向，重复练习。

145

船式

功效：
船式可以刺激我们的甲状腺，促进新陈代谢，增加女性腹部的血液循环，促进肠胃移动，改善消化不良等问题，健脾养胃。

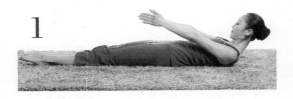

步骤

1. 仰卧，身体放松。双臂平直向上抬起，头颈向上抬起。

2. 吸气，双腿伸直向上抬起，上身同时微微上抬，用腹部的力量控制好身体的平衡。

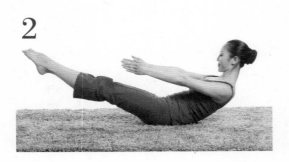

3. 呼气，上身和腿部继续上抬，挺直的腿部和腰背分别与地面呈 45° 角，保持 3 ~ 6 个呼吸的时间。吸气时，恢复仰卧，放松休息。

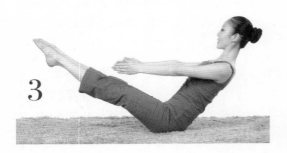

技巧

- 1. 注意收紧腹部肌肉，使身体呈 "V" 字形。
- 2. 颈部受伤者，可将后背靠在墙上，或头靠墙来练习。
- 3. 注意，哮喘、腹泻患者和孕妇不适宜练习此体式。

蝗虫式

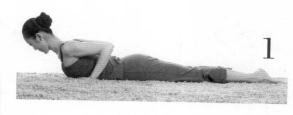

功效：

健脾养胃，消除胃部疾病，助消化，清除肠胃胀气；增强脊椎弹性；保持膀胱和前列腺健康；治疗椎间盘突出。

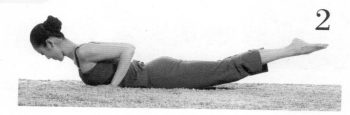

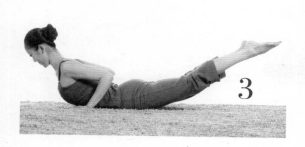

步骤

1. 俯卧在垫子上，双手弯曲，掌心撑于胸部两侧；吸气时，头部带动上身抬离地面，手肘向后收紧，扩张肩部。

2. 再次吸气，手掌接触地面，控制好上半身后，小腿和大腿尽力上抬。

3. 吸气，将腿部和上身进一步抬高，保持 2 个呼吸的时间。

4. 呼气，放落身体，将手臂置于体侧，下颌着地，放松身体。

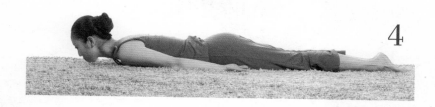

技巧

- 1. 臀、腰、背应收紧为身体提供支撑力。
- 2. 胸部和大腿应尽量向上抬起，拉动身体向上伸展。

仰卧脊椎扭转式

功效：

舒展胸部及髋部，改善消化系统和循环系统的功能，强健脾胃；伸展脊柱和肩部，强化下背部的力量；能有效减轻下背部疼痛。

1

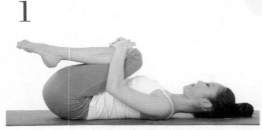

2

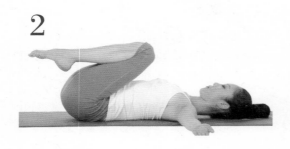

3

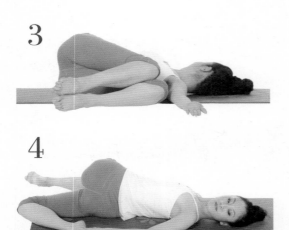

4

步骤

1.仰卧，双腿伸直。吸气，弯曲双膝，双腿靠近身体，双手将双腿抱在胸前，大腿尽力贴近膝盖。下背部、头颈部贴地，不要抬起。

2.呼气，松开双臂，在体侧平展伸直，手掌心朝上。打开肩部，胸部微微扩张，坐骨触地，保持下背部的自然弯曲。

3.吸气，双膝左转，保持下背部的自然扭转，双肩紧贴地面，肩胛骨收拢，头部转向右边，右耳贴地，感受脊柱在垂直方向的轻微扭转。保持3～5个呼吸的时间。

4.吸气，双膝和头转到中间，再将膝盖转到身体右侧，头部转向左侧，左耳贴地。呼气，右膝向下，用左手去抓右脚脚掌，右手扶住左腿膝盖外侧。

技巧

- 1.身体扭转时，肩部紧贴地面，不要抬起，否则容易造成颈椎的压力过大。
- 2.双肩始终保持贴地不要抬起，肩胛骨收紧，向上扩张胸部，否则不但会减少功效，还可能引起脊椎受伤。
- 3.处在生理期的练习者和有腹泻症状者最好不要练习这个体式。

犁式变形

功效：
强化腰部、腹部的力量，强化各个
脏腑的功能；身体倒转弯曲时，强
化颈部、脊椎和腰椎的灵活性。

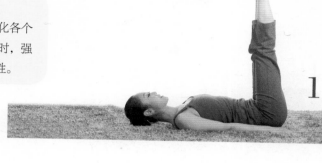

1

2

保持 10 秒

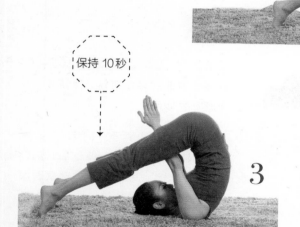

3

步骤

1.仰卧位准备，吸气，双腿分开约与
肩同宽，向上抬起，与地面垂直。

2.呼气，腰腹和背部用力，向上提起
身体，尽量地让双腿向头后方推送，
脚尖接触地面，顶住腿部的后坐力。

3.双臂穿过两腿间，向上伸直伸展。
保持 5 ~ 8 个呼吸的时间。缓慢收回
身体，恢复到卧姿。

技巧

- 1.腿伸直，腰背伸直，身体重量落在
肩部而不是颈椎和腰椎。
- 2.有高血压、心脏病及 60 岁以上身体
虚弱的人，不宜练习此体式。

眼镜蛇式

功效:

此式能强健身体各脏腑功能，同时能调整月经失调及各种女性功能失调，也可以改善各种背痛和比较轻微的脊柱损伤。

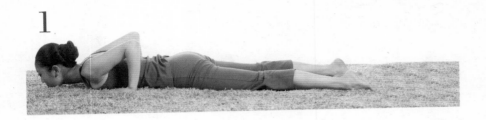

步骤

1.俯卧，肘部弯曲，掌心撑于胸口两侧；头部摆正，下颌贴地，双腿打开与髋部同宽。

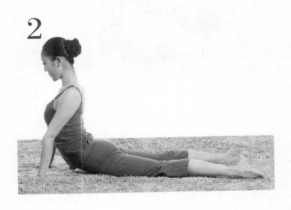

2.吸气，由头部开始，颈部、双肩、胸、腹依次向上抬起，用腹肌力量而不是用臂力。

3.收紧臀部，下颌慢慢抬高呼气，颈椎、双肩、胸、腹进一步向后弯曲，保持3～5个呼吸的时间。吸气时恢复到开始姿势，重复练习2～3次。

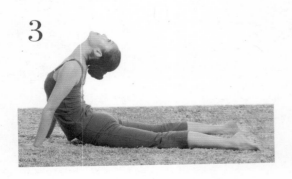

技巧

- 1.身体向后伸展前首先要找准重心，身体重量应放在两腿和两掌上。
- 2.伸展时应放慢速度，让身体一节一节地向后弯曲，使脊椎得到充分伸展。

侧角伸展式

功效：
此式可刺激肠胃系统的蠕动，从而强健脾胃功能，促进消化；这个姿势还能锻炼腰部肌肉。

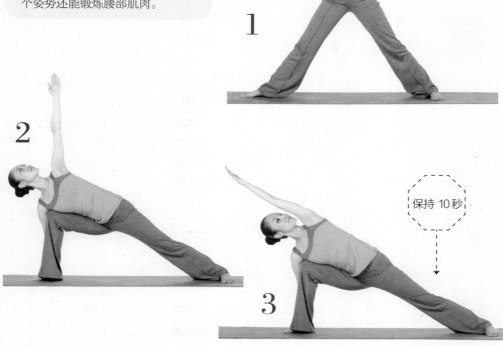

保持 10 秒

技巧

- 1.肩背放松，不要收紧下沉，否则身体的侧腰得不到完全打开，还会让手臂承受过大压力，头颈部也会在练习中感到血液循环和呼吸等方面的问题。
- 2.如果落下的手臂无法触地，不要勉强，将下方的手置于同侧的大腿上，同样可达到锻炼的效果。

步骤

1.站姿，两腿大大地打开，脚尖指向前方。吸气，手臂侧平举，感觉手臂向身体两方延伸。右脚外转90°，双腿充分伸直。

2.缓慢呼气，屈右膝，大腿与小腿呈90°角；向右后侧伸展身体，右手放在紧挨右脚小脚趾的地面上；左臂向上伸直。

3.呼气，左臂向斜后方伸出，手臂贴近左耳，掌心朝下。深呼吸5～10次。缓慢吸气，起身直立，换边练习。

猫式变形式

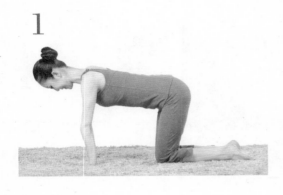

1

步骤

1.跪姿，双手和双脚微微分开，膝盖与双臂都调整至与地面垂直。注意腰背要与地面平行，不要内凹或上拱。

2.呼气，身体左转，左手撑住地面，头部右侧与右臂贴地，感受腰肩的扭转，保持2个呼吸的时间。

3.再次呼气时，左臂向上举，眼睛注视右手指尖，注意力在腰、肩部，保持3个呼吸的时间。吸气时回复到开始的姿势，换方向重复练习。

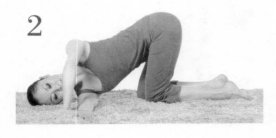

2

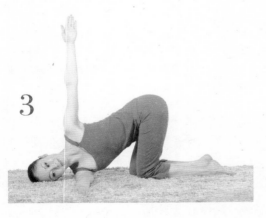

3

技巧

● 1.练习此体式时，一定要注意保持好身体的平衡，以免扭伤腰椎和颈椎。

● 2.动作不要太快，亦不要猛力将颈部前后摆动或把腰部拱后，不要过分伸展颈部。

门闩式

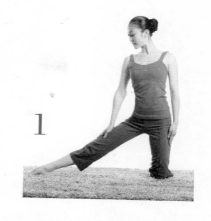

1

功效：

维护腹部脏器功能，缓解痛经等妇科疾病；改善面部气色；缓解长期伏案造成的背肩部的僵硬。

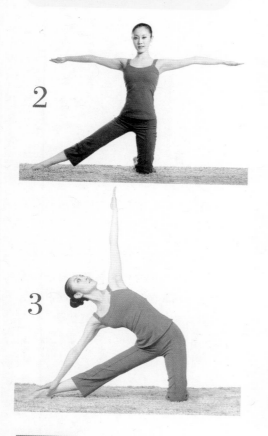

2

3

步骤

1. 跪立，腰背挺直，右腿向侧面打开伸直，脚趾指向右侧；左大腿保持垂直于地面，右手轻放在右腿上。

2. 吸气，放松双肩，两臂侧平举，感受两臂向两侧无限延伸。

3. 呼气，右臂扶住右腿向下滑动，身体向右侧弯曲，左臂上举，与地面垂直，眼睛注视左手指尖延伸的方向，保持2～3个呼吸的时间。

4. 再次呼气时，身体进一步向右侧弯曲，身体尽量向右腿靠近；左臂也随之向下压，贴向左耳，向右方延伸，保持5～8个呼吸的时间。吸气时慢慢回复到基础跪姿，换方向练习。

技巧

- 1. 由于腰部力量不足，练习此体式时最容易出现身体前倾的状况，这样身体的重量会落在扶住腿部的手臂上，腰部就不能得到侧面方向的拉伸。
- 2. 初学者练习此式时，不要强迫身体下压。身体柔韧度不够时，可借助瑜伽砖等来完成动作。

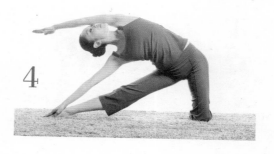

4

扭腰式

功效:

可以增强内脏活力,保护腹部脏腑功能,并滋养膝关节、髋关节等关节部位;此体式也能矫正脊椎不正现象,预防坐骨神经痛。

1

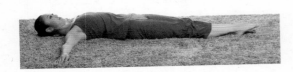

2

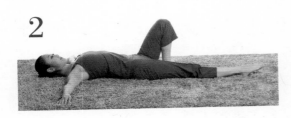

3

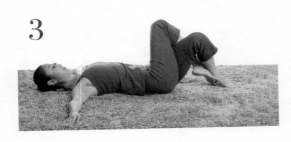

4

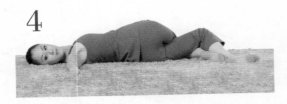

步骤

1. 仰卧位预备姿势,身体平躺于垫子上,双臂平摊于身体两侧,掌心向下,深呼吸。

2. 屈左膝,脚掌落在垫子上,小腿保持与地面垂直。

3. 吸气,弯曲右膝,左腿穿过右腿,缠绕在右腿上。

4. 呼气,双腿往左倒,膝盖尽力去贴近地面,头部右转,右耳贴地眼睛看向右手指尖的方向。感受髋部和颈部的反方向扭转,脊柱得到活动。保持5~8个呼吸的时间,换边重复练习。

技巧

● 1. 肩部不要耸起。肩部应在这个体式中打开,得到全面的伸展。

● 2. 若长期处在一个扭曲的姿势,容易造成肩部肌肉的紧张,引发各种肌肉酸痛。

菱形按压式

功效：

按摩胸腔内脏，补充气血，避免胸部下垂；缓解腹胀气，对于便秘有辅助疗效；拉长颈部线条，收紧双下巴，美化面部肌肤。

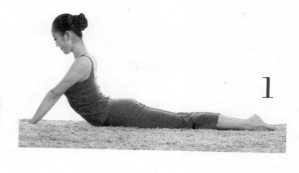

保持 10 秒

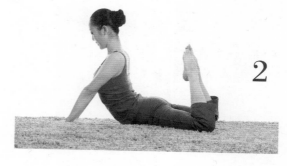

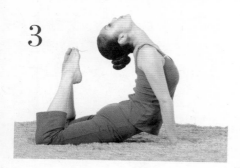

步骤

1.俯卧，抬起上半身，打开两肩，挺胸，保持姿势停留 3 ~ 5 个呼吸的时间，眼睛看向手部。

2.双腿微微分开，绷脚尖，屈双膝，脚尖朝背部靠近。肩膀打开，做胸式呼吸。

3.呼气，脚尖继续绷直，颈部伸直，头后仰，保持 2 个呼吸的时间。

4.吸气时弯曲双肘，将上半身慢慢放落到地面，恢复卧姿，反复练习 3 ~ 5 次。

技巧

- 1.感觉腰椎压力大时，可以将双腿分开，减轻背部的不适。
- 2.此体式会给脊椎带来向后的挤压感，对腹部也有一定拉伸挤压，如果有脊椎方面的疾患，或是有胃肠溃疡等内脏溃疡疾病，不可以练习此体式。

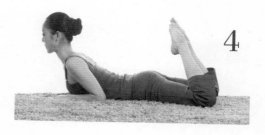

壮美式

功效：

强化内脏，改善脾胃肠部功能；按摩内脏器官，对治疗糖尿病有一定辅助效果。

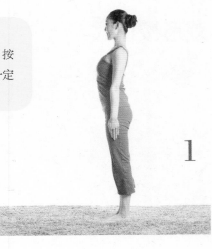

步骤

1. 挺直腰背立在垫子上，目视前方。

2. 左手握左腿，右手自体前抬高伸直，拇指与食指合十，其余三指伸直。

3. 呼气，右手向前伸直，左手抓住左腿向上抬高，身体向前倾，保持好平衡。

4. 再次呼气时，左腿尽量往后上方提高，收紧臀部，保持3个呼吸的时间。呼气时恢复站姿，换边进行练习。

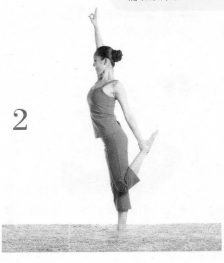

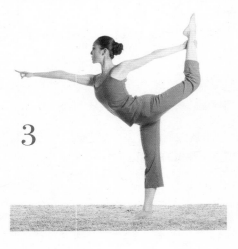

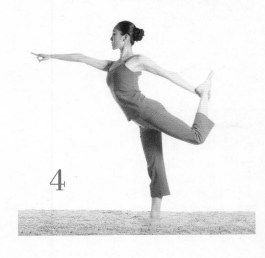

技巧

- 1. 练习时，站立的那条腿稳稳贴住地面，手臂要把大腿从后侧尽量向上提。
- 2. 不要偏离往身体方向拉伸，容易失去身体平衡，拉伤腿部。

莲花坐前屈扭转式

功效：

对内脏有压力和刺激，可以增强内脏功能，健脾强胃；刺激身体和头面部的血液循环，振奋精神，细致面部肌肤，减少皱纹；训练腰部力量，强健脊椎和肩关节。

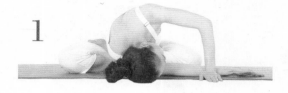

1

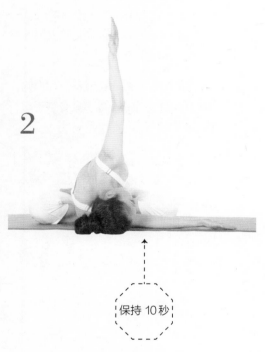

2

保持 10 秒

步骤

1. 莲花坐姿准备，吸气，上身前倾，双手支撑地板，右臂穿过左臂下方，带动身体向左转，右耳贴地，呼气。注意双肩依然保持在一条直线上，背部不要拱起，尽力往前。注意臀部不要移动。

2. 吸气，伸直左臂，向天空方向延伸，带动头部向左上方转动，右肩放在地板上，感受双臂朝两个方向的延伸。

3. 呼气，收回左臂，双手合十。眼睛看向斜上方的方向，保持 8 ~ 10 个呼吸的时间。收回时，先用左臂支撑肩部，再缓慢收回身体。

技巧

- 1. 前屈时，臀部不要向前抬起，稳稳地坐在地面上。
- 2. 初学者或腿脚僵硬者若感到腿部血液循环不畅，应采用简易坐或半莲花坐姿，不可勉强自己。

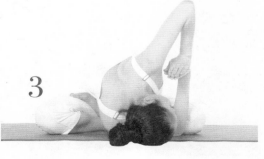

3

至善坐

功效：

通过呼吸动作可以按摩腹腔器官，强健脾胃功能，促进身体新陈代谢，延缓衰老；至善坐瑜伽还能强化中下背部肌肉的力量。

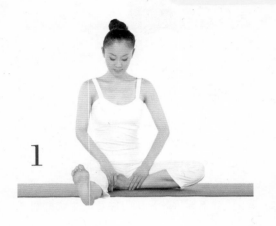

1

步骤

1. 双腿伸直平坐在垫子上，吸气，弯曲左膝，左脚掌紧贴右大腿内侧，左脚跟顶住会阴部位。

2. 弯曲右腿，将右脚跟放在身体内侧，双脚脚跟轻轻相触。双手做智慧手印，轻放于膝盖上。

3. 吸气，下颌微微向里收，双手合十在胸前。双手肘与地面平行。膝盖尽量贴近地面，保持下半身的稳定。

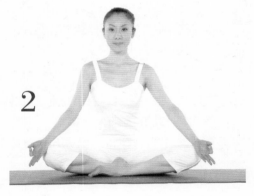

2

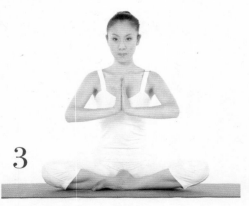

3

技巧

● 1. 练习本体式时，注意始终保持脊柱和后背垂直于地面；下部柔韧性不够的人，可在臀部后半部加一个垫子，使双膝贴近地面。

● 2. 患有坐骨神经痛或骶骨感染的人不应做这个练习。

花环式

功效：

这个瑜伽动作可以按摩腹腔和盆腔内的器官，通过按摩可以强健脾脏等器官，能改善食欲不振。

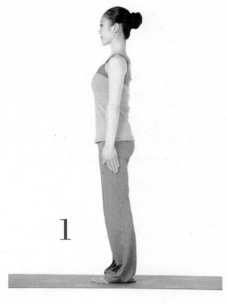

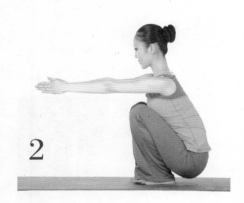

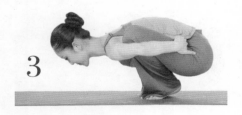

步骤

1. 山式站立为起始姿势。挺直腰背站立，双腿并拢，双手放在身体两侧，肩膀微微打开、放平，眼睛看向前方。

2. 双臂前平举，与地面平行，身体保持平衡，双脚并拢。呼气，身体下蹲，臀部不要触地，双脚脚掌稳固地踩在地面上。

3. 双膝打开，呼气，身体前倾，手臂向后弯曲，环抱住膝盖，控制好身体的平衡。

4. 呼气时身体继续下弯。呼气，头触地，保持3～5个呼吸的时间，放松身体，还原动作。

技巧

- 1. 练习该式时不要放松背下部的力量的支撑。
- 2. 当你的背下部失去支撑的功能，背上部和胸部就会下沉，不会有放松的感觉。

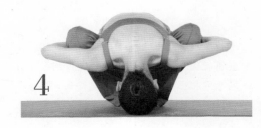

太极拳

TAIJIQUAN

中医学认为，人体是一个以脏腑为中心，通过经络运行气血与形体五官等组织相联系的矛盾统一的整体。在这个整体中，脏腑、经络、气血相互联系，相互制约，共同维持阴阳平衡。太极拳通过调心、调气、调身等调整人体阴阳平衡的运动，以内固精神、运行气血、畅通经络、协调脏腑、活动肌肉筋骨。在练习时做到心神安静、以心行气、以气运身、神形合一、意气相依，通过长期锻炼，可起到强身健体、延年益寿的作用。

太极拳为何能"养好脾"

在练习太极拳的时候，我们尤要注意呼吸的调整，只有在心情放松、呼吸平缓之时练习太极拳才能达到强身健体之功效。其中练习太极拳时的腹式呼吸，要保持我们的呼吸深、长、细、匀，与招式动作相互协调，气布周身，运行不息，使脾胃处于阴阳互济的状态，有效地保障了脾胃运化功能正常、升降平衡，使得水谷精微输布于全身。脾胃升降和顺，新陈代谢加强，中土运化水谷功能健旺。脾气旺盛，营血充盈，统血功能亦正常。太极拳以气运身和"运劲似抽丝"的练习方法，通过轴心运动，周身关节之间，如螺丝形运于肌肤之上，缠绕往来以畅通经络，调和气血，这样就可以达到气运血行、血旺气足、血脉和顺、气机畅达、精力旺盛、抗病力强的效果。

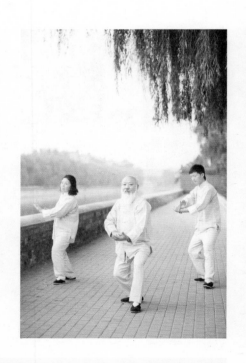

练太极拳保持年轻状态

女性可以多练练太极拳。女性一般体质较弱，不喜好或不适于剧烈的运动，而太极拳具有轻柔缓慢的特点，适合女性练习。另外，由于受生理上的影响，女性朋友的气血易于亏损、不调，容易出现贫血、脾虚、内分泌紊乱等问题，练习太极拳可以让自己保持年轻状态。

饭后散步
FANHOUSANBU

中国有句老话说"饭后百步走，能活九十九"，因为饭后散步有助于加强脾胃功能、促进消化。不过饭后散步也有讲究，饭后百步走不是吃完饭马上就进行运动，而是休息半个小时左右，这样散步才对身体有益。散步可以缓行，也可以快走，还可以走走停停。散步时让全身自然放松，保持一种闲暇自如的心态，可适当活动肢体，有意识地调匀呼吸，把注意力集中到呼吸上来，从容迈步，配合揉腹、抓头皮、捶打腰背等活动，可以健脾。

散步对"养好脾"的意义

散步是一种腿部运动，可以健运四肢，而中医有讲脾主肌肉、四肢，因此散步能有效保养脾胃，促进其运化功能，同时散步能暖身，使血液流通、气血顺畅、健脾补气。

上班族多属于久坐一族，平时运动就少，脾胃活动跟着减弱，所以会出现消化不良、便秘等情况，女性则多出现痛经加重、月经不调。此外，长期久坐不动，还容易发生腿胀、静脉曲张和痔疮等问题。每天坚持散步，可以加强下肢肌肉力量锻炼，强健脾胃，促进血液循环，气血运化濡养身体五脏六腑，保持身体健康，远离疾病。

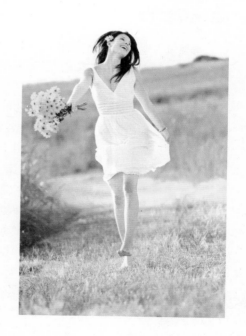

饭后散步注意事项

患有胃下垂者，吃完东西后会加重脾胃的负担，此时应稍作休息，适合在饭后平躺一会儿使内脏得到休息而不是马上运动，如果非要运动，也建议在饭前散步；患有严重心脑血管病的人也最忌讳饭后运动，因为饭后脾胃活动增加，消化器官血流增加，脑部的血流相应减少。因此，散步虽好，但是如果自身患有疾病，还是要咨询一下专业的医生自己是否适合饭后散步。

民间导引术

五禽戏之熊戏

　　五禽戏是东汉末年名医华佗根据中医原理，研究了虎、鹿、熊、猿、鸟五禽的活动特点，并结合人体脏腑、经络和气血的功能，编成的一套具有中国民族风格特色的导引术。其中虎戏主肝，疏肝理气，舒筋活络；鹿戏主肾，益气补肾，壮腰健肾；熊戏主脾，调理脾胃，充实四肢肌肉；猿戏主心，养心补脑，开窍益智；鸟戏主肺，补肺宽胸，调畅气机。

熊戏健脾之功效

　　熊体笨力大，要求意守中宫（脐内），从而调和气血。练熊戏时，要表现出熊惠厚沉稳、松静自然的神态，运势外动内静、以意领气、气沉丹田，行步外观笨重拖沓，而内在则是沉稳之中显灵敏，因为这样才可以使我们保持头脑冷静、意与气相结合，从而达到健脾益胃之功效。

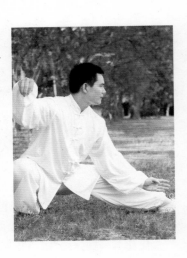

　　经常练习熊戏，可以通过外导内引、含胸收腹，挤压脾、胃、肝等中焦区域的内脏器官，对消化器官进行了体内按摩，脾胃功能好，脾主运化，脾气健运，则饮食水谷的消化、吸收，精微物质的运输布散等功能旺盛，水液输布、排泄正常，体内的水液保持着相对的平衡状态，从而可以防治一些肠胃疾病，如便秘、腹胀、消化不良等。

　　熊戏，即模仿熊的形象，主要通过以下动作，起到健脾强身之功效。

　　①"熊运"，身体以腰为轴运转，使得中焦气血通畅，对脾胃起到挤压按摩的作用。

　　②"熊晃"，身体左右晃动，疏肝理气，亦起到健脾和胃的作用。

　　③熊戏在意念上是做立圆摇转，因此在向上摇晃时，做提胸收腹，充分伸展腰腹，这样就活动了腰部关节和肌肉，可有效地防治腰肌劳损及软组织损伤，且腰腹转动，两掌画圆，引导内气运行，可加强脾胃的运化功能，尤其适合中老年人练习。

八段锦之臂单举

在我国古老的导引术中，八段锦是流传最广、对导引术发展影响最大的一种。其有"两手托天理三焦，左右开弓似射雕，调理脾胃臂单举，五劳七伤往后瞧，摇头摆尾去心火，两手攀足固肾腰，攒拳怒目增气力，背后七颠百病消"之说法，是对全身都有益处，具有强身健体、延年益寿之功效的一套动作。

臂单举健脾之功效

如果我们没有时间练习全套的八段锦，可以在工作之余反复练习"调理脾胃臂单举"这一动作。

"臂单举"，讲究上撑下按，充分牵拉腹腔，刺激脾脏经络，达到健脾和胃的作用。足太阴脾经主要循行在胸、腹部，通过"臂单举"运动导引，可反复刺激脾经，疏通经络，增强脾统血、主运化功能，把吸收食物中的精华物质转化为气血津液，通过心肺送至全身脏腑组织，以供人体生命活动之需要，防治因脾运化失常而带来的疾病。若脾失健运，不但会出现腹胀、便溏、倦怠等消化失常症状，而且还会引起水液代谢失常，进而产生多种水湿停滞的病变，如水肿、痰饮、泄泻等症。

臂单举动作的具体做法

①自然站立，双腿并拢，抬起右手放在右腹的前面，掌心保持向上，掌指朝左。

②右手上抬放在右胸前面，然后右手向外翻，并同时向上挺举竖直，成掌心向上掌指朝左的姿势。在向上举右臂的同时，左手掌下按于左腿的外侧，掌心朝下掌指朝前。

③右掌顺着右胸前下落到身体的右侧，左掌向内翻并曲臂，放在左腹前，呈掌心向上、掌指朝右的姿势。然后再做反式。

④收势，左右手自然下落，放在身体两侧，恢复立正的姿势。

Part 7

顺应自然：
四季养脾有讲究

中医养生讲究"顺应天时"，
因为随着季节气候的变化，
人的身体也会做出反应。
所以根据不同的季节特点，
养脾也有不同的讲究。

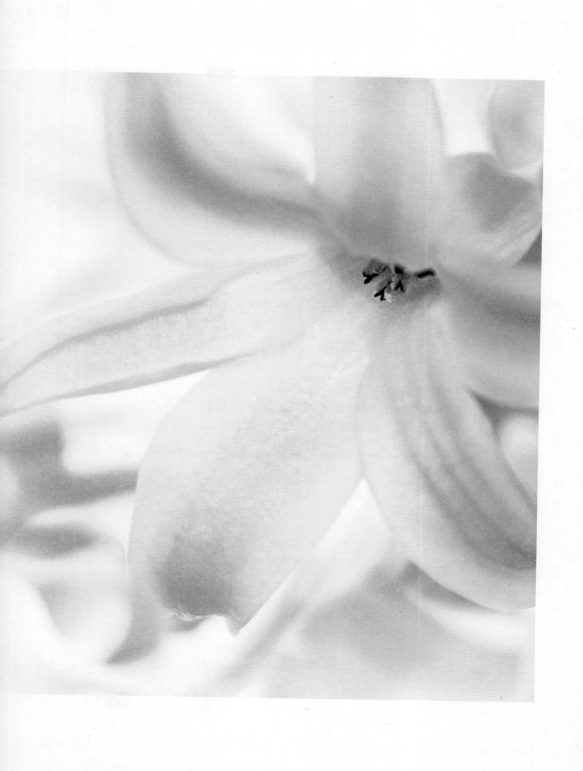

春季养脾

立春以后是百病易发的时节，如果不注意对脾胃的保养，如饮食方面，进食肥甘厚味，或吃得过饱，使胃难以负重，就可能损害胃肠功能，影响身体健康，所以趁立春的时机好好养护脾胃，是很好的养生之道。

春季，宜疏肝养脾

"当春之时，食味宜减酸增甘，以养脾气。"意思是说春季人们要少吃酸味的食物，而要适当多吃些甜味的饮食，这样有利于补益人体的脾胃之气。

中医认为，脾胃是后天之本，人体气血化生之源，脾胃强健是防病延年的重要保障。但春为肝气当令，肝的功能偏亢，根据中医五行生克理论，肝属木、脾属土，而肝木与脾土之间具有相克关系。酸味入肝，酸味具有收敛之性，不利于春季阳气升发和肝气疏泄，肝气疏泄不畅，木郁太过则可伐脾土，从而影响脾胃的消化功能。调查发现，许多脾胃较弱的人，春季容易出现消化不良等各种不适症状，而患有消化系统疾病的朋友，春季常常会出现病情加重的情况，因此，"春以胃气为本"，在饮食上要注意脾胃的保健。

五味中的甘入脾可养脾，可在春季适度增加食味甘的食物，对脾胃起到一个升补的作用，改善和促进消化吸收功能，以保证营养物质为机体所充分吸收，满足机体生命活动的需求，扶正固本，增加机体免疫力，使之免受或减轻致病因素的侵袭。

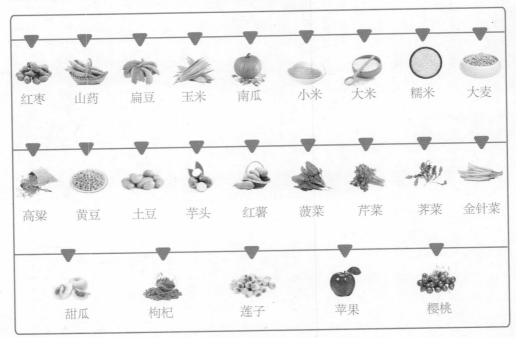

| 红枣 | 山药 | 扁豆 | 玉米 | 南瓜 | 小米 | 大米 | 糯米 | 大麦 |

| 高粱 | 黄豆 | 土豆 | 芋头 | 红薯 | 菠菜 | 芹菜 | 荠菜 | 金针菜 |

| 甜瓜 | 枸杞 | 莲子 | 苹果 | 樱桃 |

春季饮食还应注意，宜食清淡，忌食油腻。虽然春天阳气生发，人体的能量需求增加，但因为上年冬季寒冷气候的影响，其脏腑功能活动一直处于较低水平，脾的运化功能尚未达到最佳状态，故食宜清淡，忌油腻厚味及油煎、坚硬不易消化的食物。早晚餐可以五谷原料煮粥食用，例如，小米粥就有很好的养脾胃的功效。中医认为，小米味甘、咸，性凉，入脾、胃、肾经。《本草纲目》中就有小米"治反胃热痢，煮粥食，益丹田，补虚损，开肠胃"的记载。对于体弱多病、气血不足、脾胃虚弱者来说，小米可以说是最理想不过的滋补品了。尽管小米熬粥是非常好的做法，但本着营养均衡全面的原则，五谷要杂吃，可在小米粥中加入红薯、莲子、花生、红枣、百合、薏米、桂圆肉等熬制，滋补脾胃效果更好。

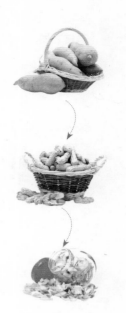

饮食护脾胃，吃对不生病

春天万物复苏，阳气上升，人体的五脏六腑蓄积的内热之毒也开始出现春燥，导致肝火旺盛、身体炎症，出现口腔溃疡、咽喉肿痛、便秘、色斑等症状。加上春季天气转暖，人体水分大量流失，天气又阴晴不定，不能保持人体新陈代谢的平衡和稳定。

俗话说得好，"一年之计在于春"，养脾对于人体来说可是大事一件，又怎能忽视并放过这个好时节呢。

春季 如何调养才能防病强身

1 **饮食清淡——灭春火**

春季人易上火，出现舌苔发黄、口苦咽干等，因此饮食宜清淡，忌油腻、生冷及刺激性食物。有明显上火症状的人可以吃一些清火的食物，如绿豆汤、金银花茶、菊花茶、莲子心泡水等。

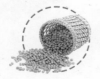   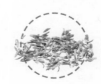

2 辛甘之品——助春阳

一些辛味的食物，如葱、生姜、韭菜、蒜苗等都是养春气的食物。吃这些食物对于人体春季阳气生发很有好处。

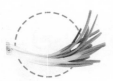 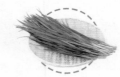 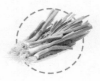

3 少酸增甘——保脾胃

中医认为，春季为人体五脏之一的肝脏当令之时，宜适当食用辛温升散的食品，而生冷黏杂之物则应少食，以免伤害脾胃。所以春季应该适当多吃些甜味食物，少吃酸味食物。

4 黄绿蔬菜——防春困

"春困"使人身体疲乏，精神不振，应多吃红黄色和深绿色的蔬菜，如胡萝卜、南瓜、西红柿、青椒、芹菜等，对恢复精力、消除春困很有好处。

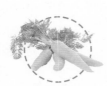

5 细选食物——少疾病

　　春季气温逐渐升高后，细菌、病毒等微生物也开始繁殖，活力增强，容易侵犯人体而致病。所以在饮食上应摄取足够的维生素和矿物质。

　　塔菜、芥蓝、西蓝花等新鲜蔬菜和柑橘、柠檬等水果，富含维生素C，具有抗病毒的作用；胡萝卜、菠菜等黄绿色蔬菜，富含维生素A，具有保护和增强上呼吸道黏膜和呼吸器官上皮细胞的功能，从而可抵抗各种致病因素侵袭。

 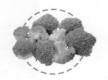 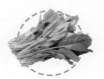

6 胃肠疾病——要当心

　　胃及十二指肠溃疡等疾病，易在春天发作，要注意胃溃疡的治疗，饮食上应避免摄取含肌酸、嘌呤碱等物质丰富的肉汤、鸡汤、鱼汤、动物内脏和刺激性调味品，因为这些食物有较强的刺激胃液分泌的作用或形成气体产生腹胀，增加胃肠负担。

7 祛痰养肺——保平安

　　慢性气管炎、支气管肺炎也易在春季发作，宜多吃具有祛痰、健脾、补肾、养肺作用的食物，如枇杷、橘子、梨、核桃、蜂蜜等，有助于减轻症状。

  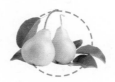

春季养脾胃，除"内湿"是关键

中医认为，引起人体产生疾病的"湿"主要指内湿，这种看不到摸不着也测不出来的"湿"，和人体的消化功能密切相关。每天我们吃进去的食物，经过新陈代谢，便产生不少湿邪毒素，如果脾胃运化功能好，这些湿邪能通过大小便排出体外，一旦脾胃功能变得虚弱，湿就滞留在体内，成为一种诱发疾病的因素。这就是中医说的脾"运化水湿"功能。身体虚弱引起脾胃虚弱，暴饮暴食，过食油腻、甜食等超出脾胃所能正常运化的范围，水湿就内停在体内的脏腑，湿疹之类皮肤病正是内湿的外在表现。

春天雨水渐多，加之肉吃得太多，运动量也少，身体阴盛阳虚，导致湿邪内郁。中医认为，脾虚则便溏，脾是运化水湿的，脾受到伤害，水湿不能完全运化，就会在身体内堆积。所以，大便不成形，意味着脾虚，也意味着体内有湿气。

湿是最容易渗透的，湿邪总是要与别的邪气掺和着。湿气遇寒则成为寒湿，冬天如气候干燥，不管怎么冷，人都还是能接受的，但如果湿气重，人就很难受了。湿气遇到风则成为风湿，祛风很容易，但一旦成了风湿，就往往是慢性疾病，并不是短期内能治愈的。湿气在皮下，就形成肥胖，也是不好处理的健康问题。湿气给人带来了诸多麻烦，许多人都不会把它当一回事，日积月累，就积了一堆病痛。其实，在日常生活中，只要注意饮食，湿气就不会缠上你。

无论是产生"内湿"的原因，还是影响脾胃功能的因素，基本上都和食物有关，因此管理好自己的饮食是除内湿、预防皮肤病的关键。可能产生内湿的食物包括榴莲、菠萝、杧果等水果，以及油肥甜腻的食物，这些食物有的能困湿，有的则比较伤脾胃影响水湿运化；而健脾化湿的食物及中药则包括土茯苓、薏米、山药、红豆等。

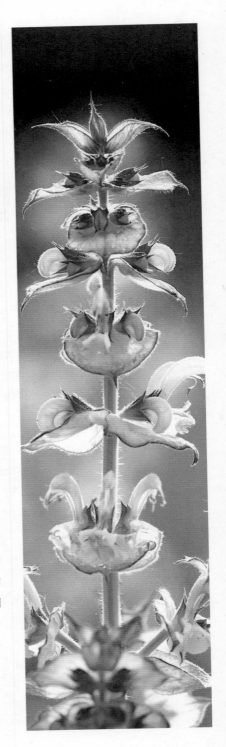

夏季养脾

夏天要注意养脾。按中医学所划分的季节，人与自然相配，有"脾是长夏"之说。人们在夏天多食冷饮和瓜果，而生冷食品易伤脾肾造成"脾失健运"。不少人易在夏天出现不思饮食、乏力等症状，通过养脾可达到开胃增食，振作精神的效果。另外夏天过后是秋冬季，脾胃功能不好的人，则易在冬秋季生病。

夏季多出汗，易伤脾胃

出汗多不仅容易导致气血两伤、心失所养，还会影响脾胃功能，导致脾胃虚寒。

很多人喜欢在炎热的夏天运动，而且动辄就是一身大汗，认为这样更健身，其实这是错误的。运动出汗以微汗为宜，尤其是在夏天。微微出汗可以调节人体的体温，调和营卫，有利于气血调畅。出汗多不仅容易导致气血两伤、心失所养，还会影响脾胃功能，导致脾胃虚寒。

《脾胃论·阳明病湿胜自汗论》曰："人之汗，犹天地之雨也。阴滋其湿，则为雾露为雨也。阴湿寒，下行之地气也。汗多则亡阳，阳去则阴胜也，甚为寒中。"意思是说，人体在出汗时，就像是大自然下雨一样。阴寒会滋生湿气，湿气厚重就化而成雾、露或者雨水。雾、露、雨水是自然界阴湿寒冷并向下运行的地气。人如果汗出得过多，就会损耗我们身体里的阳气，阳气被耗损过多，阴气就会相对过盛，就可能会出现中焦脾胃虚寒之证。

汗与湿同属阴，虽然湿气和汗液是两个不同的概念，但都具有阴寒的性质。阴寒易伤脾胃，因此对于爱出汗的人来说，要注意适当多补充一些盐分，可以适当喝点淡盐水；平时多吃健脾补气的药食，如山药、党参、北芪等。此外，大汗淋漓后容易感受外邪，此时应及时擦去汗水，更换衣物，避免受风着凉。

汗多了容易伤脾胃，反过来讲，脾虚的人湿气重，也比别人更容易出汗，特别是手和脚。这是由于脾虚者体内的湿气是往下走的，以四肢尤其是脚部更容易出汗。

一般来说，白天爱出汗为自汗，与脾肺气虚有关，这时应多吃一些补气健脾的食物，像我们前面提到的山药、赤小豆、浮小麦就是不错的食物。夜间爱出汗多是盗汗，与肾阴虚有关，这时应以补肾健脾为主，我们可以多吃一些人参排骨汤、冬瓜汤，可以滋阴敛汗。

夏季气候炎热，而且多雨潮湿，特别农历六月，也就是夏季的最后一个月，又称为长夏，在中医五脏与季节相应中，脾气应于长夏。在此期间湿气当令，自然界中暑湿蕴蒸，脾为太阴湿土之脏，喜燥恶湿，人体常因感受湿邪而暑湿困脾，常有食欲不振、入夜难眠、倦怠乏力、头重涨而心烦闷、食少泄泻、日渐消瘦等症状，此时应健脾清暑祛湿。

夏季人体气血趋向体表，供应到消化道的血液相应减少，常使人感觉食欲不佳、消化功能减弱，饮食应以清淡、少油腻、易消化为原则。一般膳食总热量略低，饮食营养素的结构为二高二低（蛋白质含量宜略高，膳食纤维含量应较高，脂肪及糖的含量应较低），以清淡食品、素食为主。主食宜以粳米、麦粉为主要原料制成的米饭和软食（也称半流质饮食，如粥、面条、馒头、糕、面包、馄饨、水饺、蒸饺等），以及各种汤、羹等。适当食用酸味、辛辣芳香的食物，可以开胃增食欲，助消化。

夏季暑热出汗较多，可适当食用冷饮补充水分，帮助体内散发热量。但冰镇饮料、雪糕、冷面、生冷瓜果等冷饮冷食不宜多吃。过食生冷会伤及脾胃，使人胃胀、腹痛、呕吐、腹泻。西瓜、绿豆汤、乌梅汤等解渴消暑之佳品，也不宜冰镇过饮。老人、儿童及体质较弱者，对冷热刺激反应较大，更不可贪凉。所以，民谚说："天时虽热，不可贪凉；瓜果虽美，不可多食。"这正是人们长期保健经验的总结。此外，夏季是致病微生物繁殖旺盛的季节，食物极易腐败变质，此时为肠道疾病高发时期，特别要讲究饮食卫生，谨防"病从口入"。

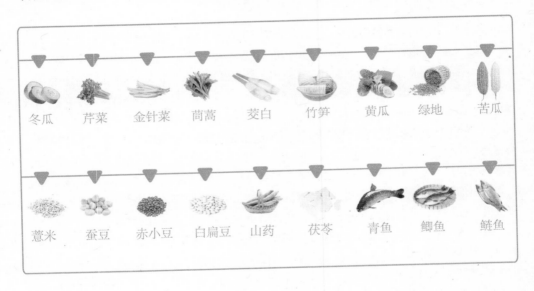

冬瓜　芹菜　金针菜　茼蒿　茭白　竹笋　黄瓜　绿地　苦瓜

薏米　蚕豆　赤小豆　白扁豆　山药　茯苓　青鱼　鲫鱼　鲢鱼

长夏应脾，谨防湿邪困脾

长夏就是阳历的七八月份，阴历的六月份。中医学认为春、夏、秋、冬内应于肝、心、肺、肾，长夏与脾相应，也就是说，这段节气与人体脾胃关系最密切，此时最宜养脾。

为什么长夏最宜养脾呢？因为长夏属土，脾也属土，长夏的气候特点是暑湿，暑湿与脾土关系最为密切。土是生养万物的，离不开湿，没有湿，养生无从谈起，但又不能过湿，过湿就会涝，脾的习性就是喜燥恶湿，长夏阴雨连绵、空气潮湿，最容易出现脾虚湿困的现象。

脾喜燥恶湿，这与其运化水液的生理功能是分不开的。脾主运化水湿，以调节体内水液代谢的平衡，脾虚不运则最易生湿，而湿邪太过就会困脾。《素问》载："中央生湿，湿生土，土生甘，甘生脾，脾生肉……"中央应长夏而生湿，湿能生土，土气能产生甘味，甘味能够滋养脾脏，脾脏能使肌肉生长发达……所以，长夏是健脾、养脾、治脾的重要季节。

养脾应注意以下几个方面

1 调情志

脾为"中州之官"，主思虑，忧思则伤脾。长期过度的脑力劳动会损伤脾气，使脾的运化功能减弱，导致不思饮食、困倦乏力，或使水湿滞留，导致肿胀、水肿。为了达到养脾强胃的目的，可以通过避暑、旅游、参加消夏晚会、夏令营等活动解除思虑过度，防止脾虚湿困，使脾胃得到保养。

2 慎起居

起居指的是起居作息的规律性和居处及活动的环境而言。夏季顺天时以养阳，"夜卧早起，无厌于日"。在外活动应避暑热、防湿邪。居处及活动环境在室外阳光充足时宜通风透光，远离湿地水域，保持干燥和空气流通，在室外阴天雨雾时应该尽量少开窗户，湿度应保持在50% ~ 60%。此外，穿衣、盖被宜宽松舒适，盖轻薄松软的毛巾被，有利于散热透湿。暑必挟湿，故慎起居，解暑祛湿以养脾。

3 节饮食

节饮食，是因为暑热使身体消耗太过，生理需要使饮食增加，且为了清热解暑而多吃生冷饮食，遏伤脾阳，使脾胃升降功能失常，出现各种症状，故当节制生冷饮食，不可暴饮暴食。

夏天暑热，适当吃些姜，以温脾阳、散寒湿，和中发表。夏季人们出汗较多，饮食则宜清素淡软、富有营养、易于消化，适当多吃些新鲜瓜果、蔬菜、瘦肉、淡水鱼虾、豆制品等清热利湿的食物，少吃煎炸或过咸、过辣的食品。

4 远房事

肾为先天之本，主管水液代谢、藏精、主命门之火；脾为后天之本，主运化水湿。在正常生理状态下，命火温煦脾土，使脾气健运，水谷精微得以适当转输。夏季暑热当令，耗阴较多，若频行房事，使肾亏于下，命火衰微，不能温煦脾土，使脾失肾养，故应节制房事，养精益肾，使命火旺盛；温煦脾胃，使水湿得以正常运化。

夏季养脾胃，莫损脾胃之阳气

夏天是阳气最旺的时候，同时这时候的湿气也比较重，湿邪容易损伤人体的阳气，特别是损伤脾胃之阳气，导致脾之气机不畅，饮食运化失常，使人出现脘腹胀满、不爱吃东西、大便稀溏，甚至发生胃肠炎、痢疾等病。因此，夏季养脾胃的重点在于除湿。

夏季多雨潮湿，因此暑热之邪常与湿邪相兼为患，即所谓的暑多挟湿，暑天感冒、中暑等疾病，往往是湿与热的症状同时存在。

夏季防湿邪，要做到少淋雨、少贪凉；防暑邪，就要在早晚室外气温相对比较低时，打开窗户通风，以散去人体周围的热气。

夏季的湿邪可来自于我们平时的饮食，因为人们在夏季有贪吃寒凉的倾向。夏天的寒凉饮食，特别是冰冻的冷饮，会产生寒湿之邪而导致暑湿兼寒的病症。因此，虽然是夏季，我们还是要少吃寒凉食物。夏季里还必须注意性格、情操及道德的修养，做到心胸豁达，待人和善。遇事不要斤斤计较、苦思冥想，更不要对身外之物多费心思。

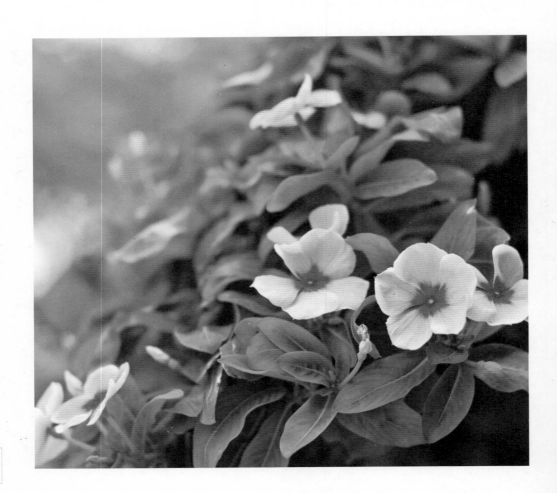

秋季养脾

　　秋季是保养脾胃的好时机。立秋之后，天气由热转凉，人体的消耗也逐渐减少，食欲开始增加。"贴秋膘"的习俗，说明大家都习惯在这个季节进补。虽然时至立秋，天气仍然是湿热交蒸，盛夏余威未消，秋阳肆虐。因此立秋过后，防暑和除湿仍是养生保健的主题，这时最重要的是注意养护脾胃，别急着进补。

秋季易伤津，清润培脾

　　立秋过后，人们需祛湿调养脾胃，预防胃肠疾病，既是对夏季损耗的弥补，也是冬季贮存体能、积蓄能量的需要。

　　秋季养生应重视养护脾胃。观察发现，慢性胃炎是秋季容易复发或新发的疾病，应当重点防范。秋凉之后，要特别注意胃部保暖，及时添加衣服，夜间睡觉也应防腹部受凉而引发胃疾。秋季秋高气爽，雨水较少，空气湿度下降，燥邪当道。秋燥易伤津液，若不及时化解，则燥邪化火伤入肺阴，久之也可伤及胃阴，消耗胃津而出现口干而渴、食欲不振、尿少便秘等症状，故饮食应以滋阴清润为佳，忌食辛辣香燥的食物。《饮膳正要》说："秋气燥，宜食麻以润其燥，禁寒饮。"在秋季时节，需增加水液的摄入，饮用开水、淡茶、牛奶、豆浆等流质，增加蔬菜水果的摄入。可适当食用如芝麻、糯米、粳米、蜂蜜、木耳、冰糖、枇杷、菠萝、梨等食物，以润肺益胃生津。

　　秋季是人们一饱口福的好时节，但应有所节制，因为大部分瓜果性寒凉，多食易损伤阳气，有碍脾胃运化，甚至引起腹泻、呕吐，老年人、儿童等胃肠功能脆弱的人群尤当注意。秋季大量上市的柿子，营养丰富，但是忌空腹、大量食用。因为柿子中含有大量的果胶和胶酚，这两种成分遇到胃酸后可凝结成块，甚至会形成像石头一样的硬块——胃柿石，空腹时人

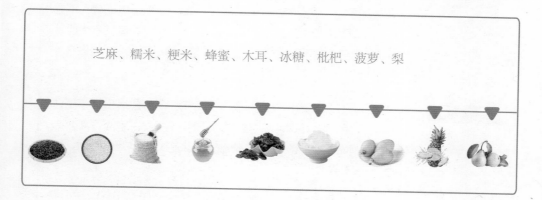

芝麻、糯米、粳米、蜂蜜、木耳、冰糖、枇杷、菠萝、梨

体胃酸多，柿子中的果胶、胶酚等物质与胃酸相遇后凝结成小块，然后逐渐聚成大块胃柿石，使人胃痛、恶心、呕吐、厌食，严重者会引起消化道出血、胃穿孔、肠梗阻，所以秋季柿子上市时，应忌大量食用或空腹食用。

秋季为肺主令的季节，是养肺的重要时节，但养肺离不开健脾，脾通过运化功能产生的精微物质可以滋养肺部，生育肺金。

立秋后阳气渐收，宜祛湿养脾胃

入秋以后，人们身体最需要养的就是脾胃了，如何能够在秋季调理好脾胃呢？

中医提倡"未病先防"与"上工治未病"，重视形体和精神的调养，主张"顺四时而适寒暑，和喜怒而安居所处，节阴阳而调刚柔"，强调提高正气与抗病能力为主的养生观点。所谓"正气存内，邪不可干"，通过调节日常生活方式，可以养生防病，这是一般的、普遍适用的养生理念，秋季养生也是如此。

古代医家特别强调胃气，即脾胃的消化吸收功能，指出"有胃气则生，无胃气则死"。因此，保护好脾胃，使之运化正常，才能有效地维护身体健康，秋季养生尤重脾胃。

饮食调养

中医提倡"春夏养阳，秋冬养阴"，进入秋季，应多摄入甘润食品以养阴，可多食用猪肺、燕窝、蜂蜜、芝麻、核桃、银耳、黑木耳、莲藕、萝卜、猪瘦肉等。还要多食梨、甘蔗、荸荠、柚子等。专家还指出，秋后每天不宜吃太多水果。因为秋分后寒凉气氛日渐浓郁，如果本身脾胃不好、经常腹泻的人群，吃水果多了就容易诱发或加重疾病。因此这个时节吃水果要有节制，脾胃不好的人可以把梨或荸荠煮着吃。

科学进补

常言道"秋季进补，冬令打虎"，但进补时要注意不要无病进补和虚实不分滥补。中医的治疗原则是虚者补之，不是虚证病人不宜用补药。虚证又有阴虚、阳虚、气虚、血虚之分，对症服药才能补益身体，否则适得其反，还要注意进补适量，忌以药代食，提倡食补。

起居有节

秋冬季节，自然界的阳气渐趋收敛、闭藏，此时起居作息要更注意保养内守之阴气，强调睡眠养生正当其时。健康人"秋季早卧早起，冬季早卧晚起"是此时主要的睡眠养生之道。具体睡眠时间，建议每晚 9 ~ 11 点休息。

秋季脾胃易受寒，养脾胃把握六要点

秋季脾胃易受寒，养脾胃应把握以下六点：

食疗药疗

中医认为，秋冬可进食温阳散寒之品，羊肉、狗肉等温热食物均有养胃效果，适合胃寒病症患者。甘味食物及中药能滋补脾胃，比如党参、黄芪、白术、山药、小米、南瓜等，都具有很好的补益脾胃的作用，且可以提高免疫力。散寒之干姜、紫苏叶、生姜、胡椒是健胃暖胃之佳品，可以调理好胃寒的病症，恢复脾胃健康。

饮食调养

胃病患者的秋冬季饮食应以温、淡、软、鲜为宜，饮食的温度应以"不烫不凉"为度，在寒凉季节可适当做到进食热食为好。此外，饮食应清淡、细软、新鲜，定时定量，少食多餐，不吃过冷、过烫、过硬、过辣、过黏的食物，切忌暴饮暴食。

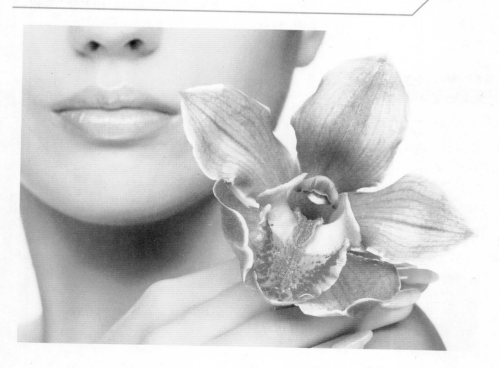

胃脘部保暖

胃喜暖怕冷，喜润恶燥，秋冬天气寒冷，胃部受凉后会使胃的功能受损，故要注意胃部保暖不要受寒。患有慢性胃炎的人，平时戴个护肚能让胃部更加暖和。秋冬昼夜温差大，晚上用热水袋或温热贴敷贴脐部，具有温阳散寒的作用。患有慢性胃炎者夜晚睡觉盖好被褥，以防腹部着凉而引发胃痛或加重病情。

腹部按摩保健

将右手掌劳宫穴对准神阙穴，以神阙穴为中心，按顺时针方向由小圈逐渐至大圈揉摩 36 次；将左手手掌劳宫穴对准神阙穴，由大圈至小圈按逆时针方向揉摩腹部 36 次，坚持一段时间，能促进脾胃消化吸收功能，对慢性胃肠炎有很好的治疗作用。

运动调养

慢性胃病患者在秋冬季节要结合自己的体质，加强适度的运动锻炼，提高机体抗病能力，减少疾病的复发，促进身心健康。

注意调理情志

传统养生学认为，忧思伤脾，过分的忧思或思虑损伤脾胃的消化吸收功能。专家认为，胃病、十二指肠溃疡等症的发生与发展，与人的情绪、心态密切相关。因此，要讲究心理卫生，保持精神愉快和情绪稳定，避免紧张、焦虑、恼怒等不良情绪的刺激。同时，注意劳逸结合，防止过度疲劳影响胃病的康复。

冬季养脾

冬季天寒地冻正是脾胃容易失和的季节，特别到了小寒、大寒这两个节气，更是让脾胃虚寒的人痛苦不堪。在冬季，养脾主要要顺应天时，跟季节特性相顺而行，这样就可以达到事半功倍的效果了。那么该如何做呢？

脾喜温恶寒，冬季宜温养健脾

脾脏具有喜温恶寒的特性，冬季天寒地冻，应注意脘腹部位的保暖，及时增加衣服，衣服宜选用轻柔、松软、保暖性强的材料。尤其注意睡眠时腹部保暖，避免腹部受凉损伤脾中阳气。

冬季是进补的最佳时节，此时脾胃功能旺盛，是营养物质积蓄的最佳时机，正合冬藏之意。隆冬时节，天气寒冷，人体阳气内藏，脾肾阳气相对虚弱，寒邪易伤脾肾阳气，导致脾胃虚寒和肾阳亏虚。在饮食方面，如果再吃寒性食物，必然会损伤脾肾阳气，引起诸多疾病，所以，冬季忌吃寒性食物。因此，冬季养生的食物性宜温，禁忌寒凉、生冷饮食。可选食山药、芡实、核桃、红枣、栗子、猴头菇、黄芪、党参、黄精、砂仁、豆蔻、桂皮、干姜、金橘、荔枝、苹果、韭菜、牛肉、羊肉等，通过补脾胃，使气血生化充盛，以滋养先天肾精，培元固本，达到强身健体、延缓衰老的目的。此外，冬季还应注意摄取新鲜蔬菜、水果，达到营养均衡，使阴阳调和。

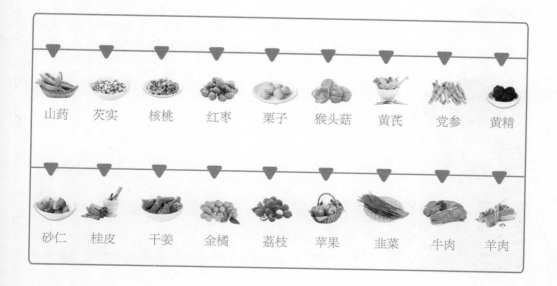

| 山药 | 芡实 | 核桃 | 红枣 | 栗子 | 猴头菇 | 黄芪 | 党参 | 黄精 |

| 砂仁 | 桂皮 | 干姜 | 金橘 | 荔枝 | 苹果 | 韭菜 | 牛肉 | 羊肉 |

冬季虽然寒冷，还是要注意进行运动锻炼。现在许多人患的所谓富贵病，很重要的一个原因就是缺乏运动，消耗不完的营养物质在血管内发生淤积，从而导致"三高"，即高血压、高血脂、高血糖。脾脏具有运化水谷精微的功能，又主肌肉。因此，冬季运动锻炼不光促消化、养脾胃，而且运动的过程中肌肉的能量得到了消耗，促使脾输送更多的营养加以补充，这样，脾的运化功能就越来越强健。脾为中土，灌溉四方，生养万物，若输送营养充足，则五脏六腑也会因得到足够的滋养而强壮，疾病自然也就无立足之地了。

冬季养脾宜进补，但不可盲目

《素问》曰："冬三月，此谓闭藏。水冰地坼，无扰乎阳。早卧晚起，必待阳光。使志若伏若匿，若有私意，若已有得。去寒就温，无泄皮肤，使气亟夺。此冬气之应，养藏之道也。逆则肾伤，春为痿厥，奉生者少。"意思是说，冬季气候寒冷，草木凋零，是万物生机潜伏闭藏的季节。此季节正是人体休养的好季节，人们应当注意保护阳气，养精蓄锐，做到早睡晚起，等到日光照耀时起床才好。使意志如伏私藏，要似有难以告人的隐私那样，又如获得心爱的东西一样愉快。同时要注意避寒就温，又要让皮肤开泄出汗，导致闭藏的阳气频频耗伤。这就是冬季闭藏养生的方法。如果违背了这个道理，就要损伤肾气，到了来年春天，就容易得痿厥病了。如果冬季闭藏基础差了，人体适应春天升发之气的能力自然降低。

因此，在万物敛藏的冬季，人们应顺应自然界收藏之势，以收藏阴精，润养五脏，抗病延寿。冬季的起居作息要注意不可扰动阳气，早睡晚起。早睡可养人体阳气，保持身体温热，迟起能养人体阴气。冬季活动锻炼，不宜起得过早。最好等待日光出来之后，选择活动量较大的运动，使身体出些微汗为宜。冬季饮食和营养特点，即增加热量，在三大产热营养素中，蛋白质的摄取量可保持在平常需要水平，热量增加部分应通过提高糖类和脂肪的摄取量来保证。此外，冬季枯木衰草、万物凋零、阴雪纷纷，常会使人触景生情、抑郁不欢，改变这种不良情绪的最好方法就是多参加娱乐活动，如跳舞、棋艺、绘画、练书法、欣赏音乐等，这样可以消除冬季低落情绪，振奋精神，激起人们对生活的热情和向往。

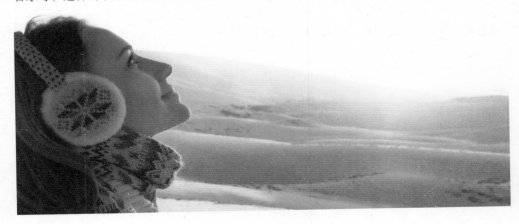

冬以养阴为主

冬为收藏季节，人们总想到此时应进补，这美好的愿望是可以理解的。但是，由于人们不熟悉进补的真谛，盲目进补，而造成虚者更虚，实者更实，使人体进补后不但没有良的感觉，还出现许多不良反应。为此，冬令进补必须按照"春夏补阳、秋冬养阴"的原则进行，视机体阴阳的盛衰而进行调补。冬令进补为何要以补阴为主呢？这是因为在经过漫长的春夏炎热之后，人体的元盛之阳气消耗了大量的阴气，再加上冬天气候干燥，又使阴气受损。如果在冬季大势补阳，必然会造成阴精的虚损，出现阴阳两虚的现象。中国古代就有许多因大量服壮阳药而毙命的实例。冬季补阴的另一个含义在于，秋冬大自然以闭藏为特征，人体要顺应大自然秋冬闭藏的特点，在冬季要注意保存阴精，切忌助阳耗精的助阳兴阳之品。当然，冬令补阴并非是单纯服用补阴之品，而应根据中医的辨证原理，以确定体质的阴阳盛衰，阴虚者当然补阴无疑，而阳虚者则要分清单纯阳虚还是阴阳两虚。单纯阳虚是以补阳为主，阴阳并补，阴阳两虚则应在补阴的基础上加入补阳之品。总之，在冬令进补中，要了解两点：一是补阳可奏效，但无阴精基础则会更虚；二是补阴是创根基，不可只求速度。只要根基坚固，则补阳可见成效，并无早晚。这也是冬令补阴的重大意义，使来年有足够的后备源泉，而且对延年益寿也是有益的。

冬令进补实补为先

冬季人体的消化功能比春夏秋季均为活跃，胃液分泌增加，酸度增强，食量增大。中医认为：冬季是饮食进补的最好季节，民间有"冬天进补，开春打虎"的谚语。尤其是冬至日后进补最好，因为冬至是冬三月气候转变的分界线，从冬至后阴气开始消退，阳气逐渐回升，在闭藏中还有活泼的生机，此时进补更易于蕴藏而发挥效能，是虚弱之体调养的最好时机。冬季食补应注意营养素的全面搭配和平衡吸收，以"五畜为益"。偏于阳虚的人以羊肉鸡肉等温热食物为宜，它具有温中、益气、补精、填髓的功能。阴阳俱虚、羸弱之人，当多食滋弱填精的食品，如牛髓、蛤蟆油；阴气不足者，则宜食鸭肉、鹅肉。鸭肉性甘寒，有益阴养胃、补肾消肿、化痰止咳的作用；鹅肉性平味甘，鲜嫩松软，清香不腻。

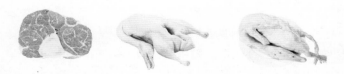

哪些人需要冬补

阳气虚弱者：阳虚者冬令常会流清涕，手足冰凉，易生冻疮，小便清长，夜尿频频，大便清薄，阳物不举。这类人可用熟附子、干姜、人参、羊肉等供食之。

易患冬令病者：一些慢性病患者，每逢寒冬容易发作，如慢性支气管炎，每年秋冬发作，咳嗽气喘，还有冻疮、尿多症等。这类病为脾肾亏虚、阳虚外寒，可用温药和之，如熟附子、肉桂、肉苁蓉、海马、狗肾、人参、甘草、枸杞等结合使用。

防春夏病：冬令进补并非一劳永逸，但毕竟有利于健康。一年中春夏最容易患病，如冬季调养得好，春夏病可以少发。故冬季应补充高蛋白、高热量的食物，可食用各种鱼类和牛肉、羊肉、狗肉，以及人参、黄芪、桂圆、红枣等。只要脾胃吸收好，进补后定会使人储备更多能量，从而增加免疫能力。

养生益寿者：养生益寿除了注意起居和调养精神外，善于进补也很重要。冬令进补就是一个很好的方法。冬令进补的方法有两种：一是食补，二是药补。冬令进补的药物有：人参、阿胶、鹿茸等。人参大补，对气虚、体弱、四肢无力、过度疲劳、头晕眼花、耳鸣等虚弱的人最为合适。阿胶是滋阴补血的良药，具有补血止血、滋阴润燥的功能，适用于血虚眩晕、心悸失眠、虚劳咳嗽、化血便血等患者滋补调养。

冬令进补的禁忌

冬令进补是人们对健康的一种投资。但是，进补也有一定的学问。需要注意：

忌乱补：一般说来，中年人以补益脾胃为主，老年人以补益肾气为主。但具体到个人，又有气虚、阴虚、阳虚、血虚和气血阴阳共虚等多种情况。

忌过于油腻厚味：对于脾胃消化不良者来说，关键在于恢复脾胃功能。脾胃消化功能良好，营养吸收的成分才有保证。否则，补了也是白补。因此，冬令进补应以容易消化吸收为标准。

忌单纯进补：冬令进补只是养生保健的一个重要方面，但是，单纯只靠进补并不能达到理想境界，还应当有适当的体育锻炼和脑力劳动，并注意调理好饮食，方才有益于养生。

忌偏补：中医认为，"气为血之帅，血为气之母"。冬令进补切忌一味偏补，而应注意兼顾气血阴阳，防止过偏而引发其他疾病。

忌偏贵：补品并非越贵越好，关键在于对症进补。中医有一句名言："用之得当大黄是补药，用之不当人参是毒药。"所以冬令进补忌一味追求补品的珍贵难得。